Toutes les vitamines pour vivre sans médicaments

JEAN-LOUIS PASTEUR

Toutes les vitamines pour vivre sans médicaments

Bien-être

Précédemment paru sous le titre :
100 TRAITEMENTS SURVITAMINÉS
POUR SE PASSER DE MÉDICAMENTS

Les auteurs remercient Didier Souccar et le docteur Greg Levine pour leurs précisions, leurs recherches et leur contribution majeure au manuscrit.

Sommaire

Avertissement

Ce livre a pour but de vous faire découvrir les propriétés thérapeutiques de certains nutriments et le rôle crucial qu'ils jouent dans votre santé et votre équilibre.

Les suppléments suggérés de certains nutriments ne constituent pas des prescriptions. Les doses mentionnées ne le sont qu'à titre indicatif ; elles n'ont qu'une valeur de moyenne, au sens statistique du terme, et ne tiennent compte ni de votre état pathologique ni de vos besoins propres, qui varient d'un individu à l'autre. Elles n'ont donc pas valeur d'avis médical.

Bien que tous les nutriments cités soient en vente libre, les auteurs encouragent les lecteurs qui souhaitent utiliser des suppléments à ne le faire qu'après avoir consulté leur médecin ou un médecin nutritionniste. En effet il convient de rappeler que l'automédication peut comporter un certain nombre de dangers et que seuls les médecins traitants sont à même de prescrire les produits et les doses précisément adaptés à chacun.

Les auteurs.

I

Les vitamines : une expérience qui change la vie

Rares sont les livres qui ont le pouvoir de changer la vie de ceux qui les lisent. Or, le livre que vous tenez entre les mains est de ceux-là. À vrai dire, vous êtes sur le point de vivre une expérience fascinante car elle peut transformer radicalement ce que vous avez de plus précieux : votre corps.

Ce livre peut vous donner les moyens de renouer avec des sensations oubliées depuis longtemps : celles d'une énergie à toute épreuve, d'une endurance accrue de 10, 15 ou 20 %, d'un sommeil retrouvé et parfaitement réparateur. Il vous expliquera pourquoi vous devez en finir avec les habitudes néfastes, comme le tabac, qui vous font vieillir trop vite ; il vous dira comment les abandonner et comment purifier votre corps des substances polluantes qu'il absorbe. Il vous proposera des alternatives naturelles et efficaces à de nombreux médicaments : en réalité, vous pourriez dès demain commencer à réduire votre consommation d'anxiolytiques et de somnifères ! Surtout, il vous montrera comment il est possible d'allonger votre vie de plusieurs années, de renforcer votre résistance aux maladies courantes, de réduire de 50 à 90 % le risque d'affections comme le cancer et les maladies cardio-vasculaires.

Non, il n'y a pas de « recette miracle ». Juste une idée simple : votre santé dépend en grande partie de ce que vous mangez.

1. L'idée de base de la médecine orthomoléculaire

Pour de nombreux médecins et chercheurs, les nutriments, c'est-à-dire les éléments de base qui composent la nourriture, interviennent à tout instant dans les millions de réactions chimiques de chacune de nos cellules. **Lorsque ces nutriments sont absents ou en quantité trop faible,**

c'est-à-dire lorsqu'il y a carence, l'organisme s'affaiblit et résiste moins bien à la maladie. Par exemple, c'est une carence en vitamine C et en vitamine P qui est à l'origine du scorbut.

Le principe de la médecine orthomoléculaire, c'est donc de faire en sorte que le corps reçoive, soit par la nourriture, soit par des suppléments, les substances nécessaires à un fonctionnement optimal. Ainsi est-il en mesure de prévenir l'apparition de maladies graves ou moins graves et de se défendre, en association ou non avec d'autres thérapeutiques.

2. Linus Pauling : deux Prix Nobel et la vitamine C

Orthomoléculaire vient du grec *orthos*, qui signifie droit, juste. Pourquoi « juste » ? Tout simplement parce que l'idée de base est que certaines substances doivent être apportées à l'organisme dans de justes proportions pour qu'il puisse prévenir et combattre la maladie.

La médecine orthomoléculaire est indissociable des travaux du docteur américain Linus Pauling. Pauling, pourtant, n'est pas médecin, mais biochimiste, l'un des plus renommés de ce siècle. Il a reçu en 1954 le Prix Nobel de chimie pour ses travaux sur l'ADN (il fut le premier à découvrir que l'ADN – acide désoxyribonucléique – contenait notre matériel génétique) et en 1962 un autre Prix Nobel, celui de la Paix, pour avoir dénoncé l'effet sur l'homme des essais nucléaires dans l'atmosphère et obtenu leur arrêt. Dès 1930, Pauling s'est intéressé aux molécules biologiques. À partir du milieu des années 60, il a étudié le rôle physiologique des micronutriments, en particulier celui de la vitamine C.

3. La médecine orthomoléculaire : une révolution américaine

Linus Pauling, qui est aujourd'hui âgé de plus de 90 ans, poursuit ses travaux en Californie. Il a jeté les bases d'une nouvelle médecine, qui connaît un retentissement considérable aux USA et dans les pays anglo-saxons.

Chaque mois, de nouvelles études cliniques sont publiées, qui mettent en relief le rôle thérapeutique de certains nutriments. Ce livre s'inspire essentiellement de ces résultats, ce qui explique la place accordée aux travaux des médecins américains.

La société américaine dans son ensemble est imprégnée de cette approche révolutionnaire de la santé. Les suppléments de vitamines, de minéraux et d'acides aminés qui ont reçu l'agrément de la Food and Drug Administration (l'équivalent de notre ministère de la Santé) sont en vente libre. On les trouve en pharmacie, mais aussi en supermarché. Depuis dix ans, des grandes surfaces se sont multipliées, qui sont exclusivement consacrées à la vente de ces suppléments. C'est la raison pour laquelle nous faisons souvent référence dans ce livre à des dosages, des prix et des présentations en vigueur aux USA.

Si des millions d'Américains consomment régulièrement des suppléments, c'est avant tout parce que se soigner aux USA revient particulièrement cher et qu'il est moins onéreux, à l'approche de l'hiver, par exemple, de renforcer son immunité par des suppléments que de faire soigner une mauvaise grippe. Depuis 5 à 10 ans, un autre public, notamment californien, s'oriente vers une consommation quotidienne de suppléments. Il s'agit de sportifs, bodybuilders, athlètes, alpinistes, triathlètes qui veulent augmenter leurs performances sans avoir recours à des substances dangereuses comme les stéroïdes anabolisants. Sous leur impulsion, de nouvelles découvertes ont été faites, qui peuvent bénéficier à tous les sportifs qui liront ce livre.

4. Et les Français ?

L'enseignement médical français néglige cette approche thérapeutique. Cela explique le désintérêt de nombreux médecins pour la nutrition : dans la majorité des cas, les médecins français restent sceptiques quant au pouvoir thérapeutique des nutriments.

Cette attitude n'est peut-être pas étrangère au fait que les médecins français détiennent un record mondial pour la prescription de médicaments : en 1990, ils ont prescrit des benzodiazépines (tranquillisants) à 20 % de la population (7 % seulement des Américains en prennent). **Chaque**

Français consomme en moyenne 6 pilules ou cachets par jour et il ne fait pas de doute qu'une grande partie de ces molécules pourraient être remplacées par des suppléments naturels.

Conséquence : le public français a une perception très floue des vitamines et une grande méconnaissance des minéraux (qu'on confond avec les oligo-éléments). Quant aux acides aminés, il ignore généralement ce qui se cache sous ce terme barbare. Les Français sont vaguement conscients de l'effet de certaines vitamines pour se « retaper » mais ils déserteraient certainement un cabinet médical qui leur proposerait ces mêmes nutriments pour le traitement d'une affection.

Il y a des idées préconçues qui méritent réellement d'être oubliées.

5. Oubliez ce qu'on vous a dit sur les médicaments

De très nombreux médicaments sont indispensables et efficaces : votre médecin a raison de vous les prescrire et vous avez raison de les prendre. D'autres, tout aussi nombreux, sont inutiles : vous pourriez vous en passer et vous porter aussi bien. D'autres encore ont un effet qui pourrait être obtenu avec des vitamines ou des acides aminés. Comme certains médicaments peuvent être dangereux pour la santé, vous devez être vigilant et apprendre à poser les bonnes questions à votre médecin.

Dans de nombreux cas, les médicaments servent à atténuer les symptômes et à réduire la douleur. Par exemple, si vous êtes enrhumé, on vous donnera peut-être un médicament à base d'aspirine ou de paracétamol. Ces médicaments n'ont pas d'effet sur le virus lui-même, mais ils diminuent un peu l'intensité des symptômes. Par contre, ils sont dangereux pour l'organisme. L'aspirine peut occasionner des hémorragies et des ulcères de l'estomac. Le paracétamol peut endommager le foie et les reins. **Or, vous n'avez pas réellement besoin de ces produits,** puisque vous pouvez obtenir une amélioration de votre état en prenant des nutriments comme la vitamine C.

Autre exemple, celui des tranquillisants, dont les Français font une consommation importante (ils représentent 20 % des prescriptions). Les somnifères qui contiennent des benzodiazépines peuvent provoquer, lorsqu'on arrête de les prendre, un syndrome de sevrage caractérisé entre autres par... de l'insomnie. Or, il existe là encore des alternatives comme la vitamine PP ou la phénylalanine, un acide aminé.

En réalité, **vous pourriez réduire très sensiblement votre consommation de médicaments, sans renoncer au confort qu'ils vous apportaient** – et diminuer ainsi les risques d'effets secondaires. Interrogez votre médecin sur l'action réelle des produits qui vous sont prescrits, sur les traitements alternatifs, sur les risques éventuels que vous prenez en absorbant des molécules médicamenteuses. Vous pourrez alors décider en connaissance de cause.

6. Oubliez l'homéopathie

Dix à trente pour cent de la population française se soigne par homéopathie. L'homéopathie repose sur un principe énoncé par Samuel Hahnemann en 1796, selon lequel une substance qui peut provoquer des manifestations peut, à dose infinitésimale, faire disparaître des manifestations analogues. Deux cents ans après cette découverte, rien cependant ne permet de dire qu'une substance diluée à l'infini conserve un pouvoir thérapeutique et la France est virtuellement le seul pays au monde à accorder un statut de médecine à l'homéopathie. La médecine orthomoléculaire n'est pas l'homéopathie.

L'homéopathie a donné naissance à l'oligothérapie qui, comme la médecine orthomoléculaire, se fonde sur l'action de certains minéraux. Mais là où l'oligothérapie préconise des quantités infinitésimales, vous trouverez dans ce livre des suggestions concernant les mêmes minéraux, à des doses qui permettent à la substance de s'intégrer à une réaction biochimique.

Par exemple, on trouve effectivement du zinc dans une spécialité d'oligothérapie (Zinc Oligosol, des laboratoires Labcatal), mais à raison de 0,0674 milligramme par ampoule seulement. En comparaison, le zinc est utilisé en médecine orthomoléculaire à des doses comprises entre 15 et 150 milligrammes, soit au minimum 2 000 fois plus. Ces doses ne sont pas le fruit du hasard, elles correspondent au seuil à partir duquel une réaction biochimique peut être constatée, c'est-à-dire à partir duquel ce minéral est tout simplement actif.

La médecine orthomoléculaire n'est donc pas l'homéopathie, mais elle est, comme l'homéopathie, une médecine douce.

7. Oubliez ce qu'on vous a dit sur la valeur nutritive des vitamines

Les vitamines sont des substances qui aident le corps à assimiler protéines, glucides et graisses. Mais les vitamines ne peuvent se substituer à ces aliments. En réalité, les vitamines ne peuvent être assimilées par le corps humain si elles ne sont pas accompagnées de nourriture. Ainsi :

– les vitamines n'ont aucune valeur calorique ou énergétique ;

– les vitamines ne sont pas des substances « coups de fouet » miracles ;

– vous pouvez vous bourrer de vitamines ; si vous arrêtez de manger, vous tomberez de toute façon malade.

8. Oubliez le mythe de l'alimentation équilibrée

Ne vous imaginez pas que votre alimentation est équilibrée et qu'elle vous fournit donc les vitamines, minéraux, acides aminés dont votre corps a besoin. En réalité, nous accumulons les carences. Selon le docteur Quigley, auteur du livre *The National Malnutrition,* « tous ceux qui dans le passé ont consommé des sucres raffinés, de la farine blanche ou des aliments en conserve présentent des déficiences dont l'importance dépend très exactement du pourcentage de tels aliments dans les habitudes alimentaires ».

L'alimentation dépend de plus en plus d'aliments préparés et conditionnés à un stade industriel. Et la plupart de ces aliments sont pauvres en vitamines et minéraux. La pratique qui consiste dans les restaurants à réchauffer les plats entraîne l'élimination des vitamines A, B et C. Par ailleurs, l'intensification des cultures a contribué à appauvrir les sols ; leur teneur en minéraux est infiniment plus faible qu'au début du siècle ; des minéraux essentiels comme le zinc ou le chrome ont quasiment disparu de nos sols et le peu qu'il en reste est détruit par les opérations de raffinage et de conditionnement. En réalité, **nous accumulons des carences qui ne sont pas sans conséquences sur la santé :**

• Plus de 50 % des Français manqueraient de vitamine B1, nécessaire au bon fonctionnement du système nerveux ;

• 90 % des Françaises manqueraient de vitamine B6, une vitamine qui renforce l'immunité ;

• 25 % des Françaises enceintes manqueraient d'acide folique, un nutriment qui combat l'anémie ;

• 60 à 70 % des personnes de plus de 60 ans manqueraient de vitamine D, une substance qui participe à l'assimilation du calcium des os ;

• 30 à 60 % des Françaises manqueraient de calcium, un minéral indispensable pour prévenir l'ostéoporose ;

• 20 % des femmes manqueraient de fer et souffriraient donc d'une forme d'anémie ;

• 50 à 60 % de la population manquerait de magnésium, un minéral d'une importance considérable pour les systèmes nerveux et cardio-vasculaire.

Et le tableau s'assombrit encore si vous buvez ou si vous fumez : le taux d'acide ascorbique (vitamine C) chez ceux qui fument un paquet de cigarettes par jour est inférieur de 40 % au taux normal.

Et ce n'est pas tout : si vous prenez un diurétique, il y a de fortes chances que vous manquiez de magnésium. Des dizaines d'autres médicaments détruisent les vitamines ou bloquent leur action.

Et vous pensiez ne manquer de rien ?

9. Oubliez l'idée qu'on ne peut pas se soigner avec des vitamines

Des centaines d'études cliniques sont en cours, des milliers ont déjà été menées, sur l'action thérapeutique des nutriments. Certains espoirs ont été déçus, comme ceux que fondait le docteur Pauling sur le traitement du cancer par la vitamine C. Mais des découvertes d'une importance considérable ont été faites. Parmi les comptes rendus les plus récents :

– Une équipe de médecins de l'Université de Columbia a constaté une diminution de la fréquence et de la durée des crises d'asthme chez des asthmatiques auxquels il était donné des suppléments de vitamine B6 ;

– Une étude de l'Université de Tufts montre qu'à dose importante la vitamine E permet chez des animaux de laboratoire d'inverser la dégradation de la réponse immunologique qui est liée à l'âge ;

– Des études épidémiologiques ont révélé qu'il existait une corrélation inverse entre le taux de vitamine E dans le sang et le risque de cancer des poumons ;

– L'Université d'Alabama a conduit en 1988 une étude sur les effets de l'acide folique et de la vitamine B12 auprès d'une population de fumeurs ayant développé des lésions précancéreuses (bronches). Des doses quotidiennes de 10 milligrammes d'acide folique et de 500 microgrammes de B12 ont été administrées à un premier groupe, l'autre recevant un placebo. Après 4 mois de traitement, les médecins ont constaté une réduction significative du nombre de patients présentant des lésions pré-cancéreuses, au sein du groupe traité. Il n'y a eu aucun effet secondaire dû à ces doses importantes. L'expérience continue à ce jour ;

– Il est maintenant prouvé qu'un déficit en vitamine PP ou en acide folique peut être à l'origine d'une dépression.

En réalité, tous ceux qui se sont un jour « convertis aux vitamines » connaissent les effets d'une supplémentation intelligente et adéquate. Ils ont pu constater d'eux-mêmes l'amélioration de leur état physique et psychique, leur plus grande résistance aux infections, la régression ou la disparition totale d'affections qui résistaient à des traitements médicamenteux (dépression, allergies, asthme, hypertrophie de la prostate, etc.). Grâce aux suppléments d'acides aminés, des millions d'Américains ont réduit leur consommation de tranquillisants et de médicaments en général. Les Américains consomment aujourd'hui (par habitant) deux fois moins de médicaments que les Français, et ils ne s'en portent pas plus mal, merci.

10. Oubliez l'idée que les suppléments ne font pas aller plus vite

L'introduction en 1989 des contrôles de cortico-stéroïdes dans les compétitions de bodybuilding aux États-Unis a sonné le glas d'une pratique qui avait jusqu'ici garanti volume musculaire et accroissement de la résistance. Forcés de changer leurs habitudes, les bodybuilders ont redécouvert ce que certains médecins savaient déjà : le cocktail vitamines/minéraux/acides aminés permet d'améliorer la performance sportive.

Le bodybuilding constitue une vitrine parfaite pour juger des effets de ce type de suppléments. Selon une étude de 1990, 75 % des pratiquants de haut niveau aux États-Unis auraient renoncé à l'emploi de stéroïdes, qu'ils ont remplacés par des formules d'acides aminés (L-carnitine) et de vitamines (coenzyme B12). 88 % de ces nouveaux consommateurs estiment n'avoir constaté aucune diminution de leurs performances et de leur volume musculaire.

Dans son livre *Manger pour gagner,* le docteur Haas, médecin nutritionniste de nombreux athlètes de haut niveau, dont Martina Navratilova, rappelle que lorsqu'il étudiait la nutrition à l'université, ses professeurs enseignaient que les suppléments ne pouvaient pas augmenter l'endurance et les performances d'un athlète.

Les professeurs avaient tout faux, comme ont pu le constater les adversaires de Martina Navratilova au cours de la dernière décennie. **Pour vous aussi, les suppléments peuvent faire la différence.** Vous trouverez dans ce livre des suggestions pour améliorer votre performance, calquées sur celles adoptées par des athlètes de haut niveau. Non seulement vous constaterez que vous allez plus vite, plus haut ou plus loin, mais vous le ferez avec une fatigue moindre, sans craindre les effets indésirables des molécules médicamenteuses.

11. Comment tirer profit de ce livre

Ce livre comprend deux parties. La première va vous faire découvrir ou redécouvrir les nutriments les plus importants pour le corps. Vous allez vous familiariser avec leurs propriétés, leur mode d'action, leurs contre-indications éventuelles ou les précautions d'emploi (il y en a). Ainsi, vous saurez en quoi ils peuvent vous être utiles.

Dans la deuxième partie, vous trouverez des suggestions pour associer ces nutriments et les consommer afin qu'ils puissent agir pour vous. Ces suggestions sont celles qui sont généralement préconisées par les chercheurs et nutritionnistes américains dans des cas types. Elles ont donc surtout une valeur « statistique », mais peuvent ne pas être adaptées à votre cas personnel, à l'affection dont vous souffrez, au problème que vous voulez résoudre, à votre métabolisme propre. **Elles n'ont donc pas valeur de prescription.** Un exemple : 50 milligrammes de magnésium peuvent être suffisants pour vous faire dormir, alors qu'il en faudra cinq fois plus à votre conjoint. C'est la raison pour laquelle des « fourchettes » ont parfois été indiquées. Nous vous conseillons de parler de ces doses avec votre médecin ou avec un médecin nutritionniste et de n'entreprendre aucun programme de supplémentation sans l'aval et le suivi d'un médecin.

ATTENTION : *les doses suggérées le sont pour des adultes ; ne donnez pas de suppléments à un enfant sans en parler au médecin.*

Sachez également que certains nutriments peuvent, comme les médicaments, provoquer des effets secondaires. D'autres substances citées dans ce livre peuvent être toxiques à doses élevées. Enfin, il existe des contre-indications qui peuvent s'appliquer à votre cas. Votre médecin saura vous conseiller et vous indiquer le cas échéant les précautions à prendre.

12. Les suppléments

Au fait, les suppléments, c'est quoi ? Tout simplement des vitamines, minéraux, acides aminés, enzymes, acides gras qui sont proposés sous forme de cachets, gélules, poudres, liquides, crèmes par des laboratoires spécialisés. Ces nutriments figurent seuls, par exemple la vitamine C dans Vitascorbol, ou en association, comme dans Supradyne ou Alvityl.

Les suppléments naturels sont tirés de substances végétales ou animales. Les suppléments synthétiques copient chimiquement la molécule originale. Les suppléments naturels sont souvent plus efficaces que les suppléments synthétiques.

Les suppléments sont utiles car ils permettent de corriger rapidement certaines carences que l'alimentation ne peut combler. Ils peuvent aussi venir compenser une déficience de l'organisme à absorber un nutriment. Par exemple, des milliers de personnes souffrent de fatigue chronique et de troubles mentaux parce que leur estomac n'est pas capable d'absorber la vitamine B12 contenue dans la nourriture. Des suppléments massifs de B12 font revenir les choses dans l'ordre. Pour vous comme pour des millions de personnes, les suppléments peuvent constituer un moyen naturel de se soigner et de se sentir mieux, 365 jours par an.

13. Guide d'achat des suppléments

En France (1991), les pharmaciens exercent un monopole sur la vente d'une grande partie des produits qui sont présentés dans ce livre, en particulier les vitamines. Ce monopole ne contribue pas à une baisse, souhaitable, du prix de ces spécialités, mais il a aussi ses bons côtés, dans la mesure où les pharmaciens peuvent vous conseiller. On trouve aussi des suppléments dans certains magasins de diététique et quelques grandes surfaces.

Mais il ne faut pas se le cacher : **la France est un pays sous-développé en matière de suppléments nutritionnels.** En écrivant ce livre, nous avons pu mesurer le fossé qui sépare notre pays des États-Unis :

- Les dosages proposés par plusieurs laboratoires français sont souvent soit ridiculement faibles, au point de faire peser des doutes sur l'action réelle de tels produits, soit trop élevés ; nous avons relevé très souvent une dose de fer trop élevée dans les préparations polyvitaminées.
- Les prix, eux, ne sont pas faibles du tout ; certains produits français sont jusqu'à 50 fois plus chers que les mêmes vendus aux USA.
- On trouve aux USA des suppléments à peu près partout, en pharmacie mais aussi en supermarché, où ils occupent des rayons entiers et offrent un choix considérable.

Pour toutes ces raisons, et sous réserve d'agir avec le conseil d'un médecin, nous vous conseillons de faire votre marché aux États-Unis chaque fois que vous le pourrez. Cependant, vous trouverez en annexe un tableau récapitulatif de la plupart des substances citées dans le livre avec, pour chacune d'elles, le nom d'une spécialité – au moins – correspondante disponible en pharmacie en France, par correspondance ou aux États-Unis. Pour certains produits, qui peuvent être préparés par le pharmacien (acides aminés), nous vous donnons les coordonnées du laboratoire auquel le pharmacien peut s'adresser et qu'il ne connaît peut-être pas. Cette liste est donnée à titre indicatif et n'est pas exhaustive.

Un mot sur les multivitamines/multiminéraux : vous trouverez dans le livre de nombreuses références à ce terme. Il s'agit de préparations du type Supradyne, Azédavit, Alvityl, qui mêlent plusieurs nutriments. **Malheureusement ces spécialités (vendues en pharmacie en France) sont souvent trop faiblement dosées** ou le sont de manière peu cohérente. Nous leur préférons des produits américains comme *Great Earth* ou *Your Life*, que vous pouvez trouver aux USA en supermarché.

Les médicaments cités dans le livre peuvent l'être de deux manières. Lorsque la molécule (ou le principe actif) est citée, elle figure sans majuscule. Lorsque le nom de la spécialité (propriété du laboratoire) est cité, il figure avec une majuscule. Exemples :

- molécule : diazépam ; nom de la spécialité : Valium
- molécule : pyridoxine ; nom de la spécialité : Vitamine B6 Richard.

Les doses sont indiquées en grammes (g), milligrammes (mg), ou microgrammes (µg). 1 g = 1000 mg = 1000 000 µg.

14. Comment prendre vos suppléments

– Consultez toujours un médecin avant de consommer des suppléments.

– Avant de prendre des suppléments pour combattre telle ou telle affection, assurez-vous auprès d'un médecin qu'il n'existe pas d'autres thérapeutiques mieux adaptées à votre cas. Souvent, les suppléments pourront être pris en association avec des médicaments, pour renforcer leur action ou atténuer leurs effets indésirables. *En aucun cas n'essayez de vous soigner seul, hors avis médical.*

– Il convient de prendre les vitamines et les minéraux de préférence pendant ou après un repas. Les acides aminés se prennent en général à jeun ou entre les repas ou en fin de journée loin des repas, afin qu'ils n'entrent pas en compétition avec d'autres protéines de l'alimentation. Votre médecin saura cependant vous préciser dans chaque cas les posologies et les moments d'absorption adéquats.

– Il est préférable de diviser les doses en deux ou trois si vous le pouvez car cela facilite l'assimilation.

– Si vous décidez de prendre des suppléments pendant une période donnée, faites en sorte qu'il n'y ait pas d'interruption pendant la durée de la supplémentation ; l'efficacité de ces produits en sera accrue.

– Il faut toujours commencer avec des doses faibles ; le degré d'activité d'une substance varie selon les individus et il est inutile de prendre des mégadoses si peu de produit suffit. Il est particulièrement important de veiller à rester en deçà des seuils de toxicité.

– Dans la plupart des cas, nous n'avons pas indiqué de durée pour la prise des suppléments qui sont suggérés ; ceci doit être discuté avec votre médecin, ou déterminé en fonction de votre état et de son évolution. Nous connaissons des Américains qui prennent des multivitamines deux fois par jour depuis quinze ans, des sportifs qui ne prennent des suppléments que dans les semaines qui précèdent une compétition, des femmes qui en prennent une fois par mois pour atténuer les troubles dus à la menstruation, etc.

– Il existe des contre-indications et des effets indésirables, voire toxiques et dangereux. Avant de prendre des suppléments, lisez attentivement la « fiche signalétique » du nutriment en question dans la première partie du livre et consultez votre médecin ; certains nutriments vous sont peut-être interdits.

– Si vous souffrez d'une affection quelconque, si vous êtes suivi médicalement, ne prenez pas de suppléments sans en parler à votre médecin traitant.

– Les suppléments peuvent soigner de nombreuses affections, mais ils ne soignent pas tout. Ne devenez pas un intégriste des nutriments et sachez faire appel à des thérapeutiques plus efficaces chaque fois que c'est nécessaire.

– Les suppléments sont importants, mais l'hygiène alimentaire et de vie le sont tout autant. Vous trouverez dans ce livre des dizaines de conseils pour mieux vous nourrir, faire de l'exercice, renoncer à fumer, à boire ou à prendre des drogues, vivre votre sexualité de manière plus intense, perdre des kilogrammes excessifs, vous tenir à l'écart de médicaments dont certains effets peuvent être dangereux.

– N'achetez que des produits qui font mention d'une date de péremption.

– Dans la mesure du possible, achetez des suppléments d'origine naturelle, de préférence aux substances synthétiques. La vitamine E synthétique est 50 % moins chère que la vitamine E naturelle mais elle est sensiblement moins efficace.

– Conservez vos vitamines à l'abri de la lumière, de la chaleur et de l'humidité.

Et maintenant, le moment est venu pour vous de vous familiariser avec vos précieux alliés, les nutriments.

II

Guide d'achat pour constituer votre armoire à suppléments

1
Des vitamines pour se soigner et se surpasser

Les vitamines sont des substances organiques, qui sont présentes en quantités infimes dans l'alimentation d'origine naturelle. Elles sont nécessaires à notre croissance et à notre santé. Certaines d'entre elles contribuent aussi à la production de globules du sang, d'hormones et de substances chimiques pour le système nerveux.

Les vitamines sont des nutriments, au même titre que les protéines, les glucides, les graisses, les minéraux et l'eau. Tous ces nutriments sont nécessaires à la production d'énergie, à la croissance cellulaire, au fonctionnement des organes. Ils sont apportés à l'organisme par la nourriture et utilisés au terme du processus de digestion.

15. L'appareil digestif au travail

Votre corps fonctionne un peu comme fonctionnerait une locomotive. L'appareil digestif est la chambre de combustion dans laquelle le charbon (votre nourriture) est précipité.

Dès leur entrée dans la cavité buccale, les aliments sont broyés par la mastication tandis qu'une enzyme salivaire (ptyaline) commence à transformer les amidons (glucides) en sucres simples. La nourriture parvient ensuite dans l'œsophage, un tube d'environ 30 centimètres de long qui débouche dans l'estomac. Lorsque vous vous alimentez, les muscles de l'œsophage entreprennent une série de contractions qui propulsent la nourriture dans l'estomac.

Les muscles de l'estomac poursuivent le travail de transformation des aliments commencé plus haut. Ils sont aidés en cela par les sucs gastriques, chargés d'acide chlorhydrique, qui viennent se mélanger à la nourriture. Sous l'effet d'une autre enzyme (pepsine), les protéines sont digérées. À ce stade, cependant, seuls les alcools et les sucres simples sont absorbés par la muqueuse.

La digestion intervient réellement dans l'intestin grêle. Les aliments sont réduits à l'état de particules qui peuvent être absorbées par les parois de l'intestin et transportées par le sang. Les protéines, par exemple, sont réduites à l'état d'acides aminés. Sous l'action des enzymes du pancréas et de la bile, les molécules de graisse sont rendues solubles. Enfin, minéraux, vitamines, eau et électrolytes (le sodium, par exemple) sont également absorbés.

Le rôle du gros intestin ou côlon est d'éliminer tout ce qui n'a été ni digéré ni absorbé : nourriture, fibres et eau. Les substances liquides sont déshydratées et transformées en substances semi-liquides qui seront ainsi évacuées.

16. Les autres organes

Le foie est une remarquable usine chimique mais également un centre de retraitement. Il produit la bile, un liquide à base de cholestérol et d'acides biliaires. Il agit aussi sur un certain nombre de molécules toxiques qu'il rend inoffensives. Il en élimine d'autres dont le corps n'a plus besoin. Le foie détermine la quantité de nutriments nécessaires à l'organisme. Il produit des enzymes, des protéines, du cholestérol, de la vitamine A. Le foie est également un réservoir dans lequel est stocké le glycogène, un glucide complexe qui sert à maintenir le taux de sucre dans le sang. Le foie renferme une grande quantité de vitamines liposolubles (A et D).

La vésicule biliaire est située sous le foie. Elle sert de réservoir à la bile (produite par le foie), qu'elle déverse dans le duodénum pour permettre la digestion des graisses. Lorsque la concentration dans la bile en cholestérol et en acides biliaires est trop élevée, des calculs peuvent se former.

Le pancréas est un organe vital. Il fabrique des enzymes nécessaires à la digestion et produit une hormone, l'insuline, qui favorise le métabolisme du glucose.

17. Les vitamines essentielles

Il existe deux types de vitamines. Celles qui sont solubles dans l'eau (hydrosolubles) et celles qui sont solubles dans les graisses (liposolubles).

Les vitamines liposolubles peuvent être stockées par l'organisme. Il s'agit des vitamines A, D, E et K.

Les vitamines hydrosolubles doivent être apportées en permanence à l'organisme. Les vitamines hydrosolubles les plus importantes sont la vitamine C et les vitamines du groupe B.

18. Elles vous aident à résister aux microbes : VITAMINE A et PROVITAMINE A

La vitamine A est une vitamine liposoluble. On la trouve dans les aliments d'origine animale (foie, huile de poisson) sous une forme appelée rétinol. Sous cette forme, elle est prête à être utilisée directement par le corps.

On la trouve aussi dans les végétaux sous la forme de bêta-carotène ou provitamine A. Le bêta-carotène est appelé provitamine A parce qu'il est transformé dans l'organisme en vitamine A. Le bêta-carotène ne peut pas être métabolisé directement par l'organisme, il doit d'abord être transformé en rétinol en présence de graisses (d'où l'intérêt d'assaisonner vos salades d'un peu d'huile). La vitamine A s'oxyde à l'air et à la lumière ; ainsi, le beurre rance ne contient-il plus de vitamine A.

Le bêta-carotène est un puissant antioxydant, supérieur en cela à la vitamine A elle-même. Le bêta-carotène neutralise l'un des radicaux libres les plus toxiques (oxygène singulet), qui peut endommager les lipides de la membrane cellulaire, le collagène et même l'ADN (support de l'hérédité). L'oxygène singulet peut aussi provoquer des réactions en chaîne qui, dans certains cas, entraînent des modifications pré-cancéreuses au niveau de la cellule.

Sources naturelles

– Bêta-carotène : tomates, choux, carottes, légumes verts (épinards, brocolis), abricots, potirons, melons ;
– Vitamine A : foie, huile de foie de poisson, œufs et laitages.

Propriétés

– S'oppose à la détérioration de la vision, c'est la vitamine de l'œil ;
– Favorise la croissance et la résistance aux infections des tissus et des os ;
– Accélère la cicatrisation des plaies ;
– Utilisée (provitamine A) dans les programmes de désintoxication (nicotine, barbituriques) ;
– Utilisée en applications externes dans le traitement de certaines maladies de peau.

Besoins

Les quantités sont mesurées en Unités Internationales (UI) ou en équivalents rétinol (ER ; 1 ER= 3,33 UI). On utilise parfois les milligrammes (1 000 UI = 0,6 mg). Pour un adulte mâle, une dose quotidienne de 5 000 UI de vitamine A est recommandée. Pour une femme, ce chiffre est de 4 000 UI et de 3 000 UI pour un enfant.

Carences

La vitamine A est stockée par le foie et délivrée selon les besoins de l'organisme. Cependant, les carences ne sont pas rares, en particulier chez ceux qui suivent des régimes pauvres en matières grasses. Dans des conditions normales, le corps convertit en vitamine A 25 % seulement du carotène absorbé et ce chiffre est encore plus bas chez les diabétiques.

Les carences se manifestent par une baisse de la vision nocturne (héméralopie), une hypersensibilité à la lumière, des yeux rouges et irritables, des calculs rénaux, des allergies et plus rarement une cécité partielle ou totale.

SE SOIGNER

Chez l'animal, le bêta-carotène retarde l'apparition de cancers de la peau, du poumon, de la vessie... Une étude menée pendant 19 ans auprès d'une population de 3 000 fumeurs a montré que le bêta-carotène (à des doses quotidiennes de 10 000 UI) diminuait les risques de cancer du poumon. D'autres études vont dans le même sens : le risque d'apparition des tumeurs pulmonaires chez les fumeurs est 3 à 8 fois plus élevé lorsque la consommation de vitamine A ou de bêta-carotène est faible.

Une étude de 1988 a montré que des suppléments de bêta-carotène pouvaient entraîner une régression de certaines lésions précancéreuses.

SE SURPASSER

Le bêta-carotène est un antioxydant puissant. Si vous fumez, si vous êtes exposé à un environnement enfumé, assurez-vous que votre consommation de carotène est supérieure aux besoins recommandés. Vous en retirerez une meilleure résistance aux infections, une meilleure vision, et une meilleure santé pour votre peau. **Prenez par exemple 30 à 50 mg de bêta-carotène par jour.**

SUPPLÉMENTS

Les doses les plus courantes sont comprises entre 10 000 et 25 000 UI. Les suppléments existent sous deux formes principales : l'une qui provient d'huile de foie de poisson (à éviter si vous souffrez d'acné), l'autre qui est soluble dans l'eau. Il est conseillé de prendre en même temps de la vitamine E pour faciliter l'absorption et la protection de la vitamine A. Afin d'éviter l'accumulation de vitamine A dans l'organisme, on respecte généralement une pause de deux à trois jours après cinq jours de supplémentation.

Des suppléments peuvent être nécessaires dans les cas suivants : contraception orale, maladies infectieuses, consommation d'alcool ou de tabac, régime pauvre en graisses.

Si vous consommez quotidiennement des quantités importantes de foie et de légumes assaisonnés ou cuits, si vous n'êtes ni fumeur ni alcoolique, vous n'avez certainement pas besoin de suppléments en vitamine A.

Il est déconseillé d'absorber des doses journalières de vitamine A supérieures à 50 000 UI sur de longues périodes. Les symptômes d'hypervitaminose A sont généralement : asthénie, nausée, migraine, troubles digestifs et hépatiques (parfois graves : cirrhoses). Si vous notez l'apparition et la persistance de ces symptômes, suspendez votre prise de vitamine A (les symptômes cessent généralement) et consultez votre médecin.

D'une manière générale, faites en sorte de ne pas prendre des suppléments de vitamine A pendant plusieurs mois d'affilée, même en petite quantité, du fait de l'effet qu'elle produit à long terme sur le foie (où elle est stockée). Même si certains prennent des doses de 50 000 UI par jour, même si des générations d'enfants ont avalé sans dommage des cuillerées d'huile de foie de morue (33 000 UI), on soupçonne la prise au long cours de suppléments de vitamine A de favoriser l'apparition d'hépatites. Si vous attendez un enfant, ne dépassez pas des doses quotidiennes de 6 000 UI.

Prenez plutôt des suppléments de bêta-carotène qui, lui, n'est pratiquement pas toxique.

19. Elle fait voir la vie en rose : VITAMINE B1 (THIAMINE)

La thiamine est une vitamine du groupe B (hydrosoluble). Elle joue, au niveau cellulaire, un rôle important dans la production d'énergie. Lorsque l'organisme est déficitaire en thiamine, la production biologique d'énergie (à partir du sucre et du glucose) diminue, le sang se charge d'acide lactique et les conséquences pour l'organisme peuvent aller jusqu'à la mort, en cas de carence grave. La thiamine joue également un rôle dans la transmission de l'influx nerveux.

Les réserves en thiamine sont limitées ; si vous n'apportez pas à votre organisme suffisamment de thiamine (au moins 1 mg par jour), les réserves s'épuisent en une ou deux semaines.

Sources naturelles

Viande, volaille, poisson, légumes secs, flocons d'avoine, riz brun, lait, pain complet, levure de bière.

Propriétés

- Préserve la santé du système nerveux ;
- Favorise la croissance cellulaire ;
- Favorise l'apport d'énergie ;
- Améliore la digestion ;
- Protège des effets toxiques de l'alcool.

Besoins

Les quantités sont mesurées en milligrammes (mg). Les besoins quotidiens sont de 0,7 à 1,2 mg chez les enfants de 1 à 12 ans, et de 1,3 à 1,5 mg chez les adolescents et les adultes. **Les besoins sont plus élevés si vous fumez ou buvez régulièrement alcool ou café, ainsi qu'en période de grossesse et d'allaitement** (+ 0,3 à 0,5 mg par jour).

La thiamine est détruite par la chaleur et l'oxydation. Il est conseillé de manger crus ou cuisinés à la vapeur les aliments qui contiennent de la thiamine (gardez les jus et l'eau de cuisson).

Carences

Perte d'appétit, troubles digestifs, troubles de la mémoire, neurasthénie, irritabilité. Dans les cas sévères, béribéri.

Se soigner

La thiamine est aussi appelée « vitamine du moral ». Ses effets sur le traitement de la dépression et du stress sont connus. **Un supplément de thiamine est peut-être tout ce qu'il vous faut pour retrouver la sérénité (300 à 500 mg par jour).**

La thiamine est aussi utilisée pour combattre le mal des transports (50 mg, 3 fois par jour).

Se surpasser

Des suppléments de thiamine ont pour effet quasi assuré d'établir une sensation d'optimisme. Parallèlement, vous verrez votre mémoire se renforcer, votre confiance revenir. **Essayez 100 mg de B1, 3 fois par jour**, en association avec d'autres vitamines du groupe B (elles jouent le rôle de coenzyme et facilitent l'assimilation de la thiamine).

Suppléments

Une enquête menée en France entre 1979 et 1982 montre que **55 % des Français reçoivent dans l'alimentation moins de 80 % des apports nécessaires en thiamine**. Soyez attentif aux symptômes de carence décrits plus haut, ils peuvent signifier que des suppléments vous sont nécessaires, en particulier pendant grossesse et allaitement. Les sportifs et les gros consommateurs d'alcool présentent également souvent des carences en thiamine.

On trouve sur le marché des doses de 50 et de 250 mg (Bénerva, dosé à 250 mg de thiamine ; Bévitine, 250 mg ; Thiamine ascorbique Dedieu, 50 mg de B1 et 100 mg de vitamine C). Les doses quotidiennes sont en général de 100 à 250 mg. L'efficacité de la thiamine est renforcée lorsqu'elle est associée à d'autres vitamines du groupe B (B1, B2, B5, B6, B12, acide folique). B1, B2 et B6 doivent dans l'idéal figurer dans des quantités équivalentes.

Toxicité

La thiamine étant hydrosoluble, elle est éliminée dans les urines et ne s'accumule pas dans l'organisme. Il n'existe pas de toxicité connue.

20. Elle vous donne la « pêche » : VITAMINE B2 (RIBOFLAVINE)

Comme toutes les vitamines du groupe B, elle est hydrosoluble et n'est donc pas stockée dans l'organisme. Elle doit être apportée régulièrement par l'alimentation et/ou la supplémentation. La vitamine B2 craint la lumière, une bonne raison pour acheter votre lait (une bonne source de B2) en cartons ou en bouteilles opaques (80 % de B2 détruite si le lait est exposé à 2 heures de soleil).

La vitamine B2 est une autre vitamine essentielle à la production d'énergie : elle participe à la synthèse des glucides, des graisses et des protéines.

Sources naturelles

On trouve la vitamine B2 dans le foie, la levure, les œufs, les laitages, le poisson.

Propriétés

– Favorise la croissance cellulaire et la fertilité ;
– Favorise la santé de la peau, des ongles et des cheveux ;
– Favorise la santé des muqueuses, notamment celles de la bouche ;
– Contribue à une bonne vision.

Besoins

La dose quotidienne recommandée est de 0,6 à 1,4 mg par jour chez l'enfant, 1,5 à 1,8 mg chez l'adolescent et l'adulte.

Si vous êtes dans une situation de stress, vos besoins en riboflavine (et plus généralement en vitamines du groupe B) sont accrus. C'est également le cas si vous prenez la pilule, si vous êtes enceinte ou si vous allaitez.

Carences

Les carences en B2 sont très répandues dans les pays occidentaux. Elles se caractérisent par des lésions de la peau (dermatoses séborrhéiques) et des muqueuses de la cavité buccale (stomatites), des lésions de l'appareil génital. Un déficit en riboflavine peut favoriser le développement de lésions pré-cancéreuses dans l'œsophage (c'est le cas chez de nombreux éthyliques, la riboflavine étant détruite par l'alcool).

Se soigner

Des expérimentations animales montrent que la riboflavine s'oppose à l'apparition ou au développement de certains cancers de la peau. En Chine, une étude épidémiologique a mis en évidence la relation entre carence en B2 et cancer de l'œsophage : les habitants de la région de Chine la plus atteinte par cette forme de cancer ont généralement un taux très faible de riboflavine dans les urines.

À doses importantes, la riboflavine peut constituer un traitement de certains eczémas et de certaines allergies.

Suppléments

Les comprimés sont dosés à 50 ou 100 mg. La supplémentation quotidienne généralement rencontrée est de 100 à 300 mg.

Les suppléments sont particulièrement recommandés pour lutter contre les carences provoquées par la consommation régulière d'alcool.

Toxicité

Il n'existe pas de toxicité connue, même avec des doses très importantes.

21. Elle améliore la circulation sanguine : VITAMINE B3 OU PP (NICOTINAMIDE, ACIDE NICOTINIQUE)

Malgré ses appellations, il n'existe pas de lien entre la vitamine PP et la nicotine (sauf une parenté de structure moléculaire). La vitamine PP joue un rôle crucial dans la production d'énergie, la transmission de l'influx nerveux et la synthèse de certaines hormones (œstrogènes, testostérone, progestérone, cortisone, insuline, thyroxine). La vitamine PP peut être produite dans l'organisme à partir du tryptophane, un acide aminé, à condition que la flore intestinale soit saine et que l'alimentation fournisse par ailleurs suffisamment de vitamines B2 et B6 et de protéines.

Contrairement à d'autres vitamines B, la vitamine PP peut être stockée dans le foie ; il n'empêche que les carences sont communes, en particulier en cas de traitement antibiotique et si l'alimentation comprend trop de sucres raffinés.

Sources naturelles

Germes de blé, levure de bière, pain complet, foie, viandes blanches, œufs, poisson, dattes, figues, avocats, beurre de cacahuètes.

Propriétés

– Diminue cholestérol et triglycérides du sang ;
– Améliore la circulation du sang et réduit la tension artérielle ;
– Combat l'athérosclérose au niveau cellulaire (membranes) ;
– Combat la migraine et certains vertiges ;
– Combat certains troubles digestifs (diarrhées) et améliore la digestion.

Besoins

Pour un adulte, une dose quotidienne de 13 à 20 mg est recommandée ; pour un enfant, 9 à 16 mg. Ces doses doivent être augmentées en cas de maladie, de grossesse et pendant l'allaitement. Pour évaluer vos besoins quotidiens, comptez 6,6 mg de vitamine PP à prendre pour 1 000 calories consommées.

Carences

De légers déficits se manifestent par une mauvaise digestion, une fatigue, une mauvaise haleine, de l'arthrite, des maux de tête, une perte du sens de l'humour et de la bonne humeur. Dans les cas plus graves : pellagre, lésions de la peau, inflammation des muqueuses de la bouche, troubles digestifs et nerveux (dépression, schizophrénie).

Se soigner

La vitamine PP ralentit la formation de cholestérol au niveau cellulaire, augmente le taux de « bon » cholestérol et diminue le taux de triglycérides (graisses du sang). **Dans de nombreux cas, une supplémentation en vitamine PP a permis de réduire de 25 % le taux de cholestérol, en quelques semaines. Les doses recommandées sont de 1 000 à 3 000 mg par jour en plusieurs prises.**

Des suppléments de vitamine PP (100 mg, 3 fois par jour) améliorent la circulation du sang en restaurant la polarité électrique entre les globules : ceux-ci ne s'agglutinent plus, ce qui diminue le risque d'accidents cardiaques et d'artériosclérose.

On obtient de bons résultats en traitant les vertiges, les bourdonnements d'oreilles, le syndrome de Ménière par des suppléments de PP.

Suppléments

On trouve en France des suppléments de vitamine PP sous sa forme en nicotinamide (Nicobion, dosé à 500 mg). Il est conseillé de prendre de la vitamine PP sur un estomac plein. Les doses disponibles dans les suppléments polyvitaminés vont de 50 à 1000 mg.

En règle générale, les prises quotidiennes ne dépassent pas 100 mg. Des doses supérieures à 1 000 mg se rencontrent dans le traitement du cholestérol et de la pellagre, mais elles doivent être prises sous surveillance médicale.

L'acide nicotinique entre, lui, dans la composition de nombreux baumes musculaires (Algipan, Décontractyl, Percutalgine...). L'acide nicotinique peut entraîner des effets secondaires (peu sérieux) : brûlures, démangeaisons, rougeurs sur le visage, le cou, les bras et – rarement – des palpitations cardiaques. En effet l'acide nicotinique provoque une dilatation des vaisseaux.

Toxicité et précautions d'emploi

Non toxique, mais risque d'effets secondaires (voir plus haut).

22. Elle déstresse : VITAMINE B5 (ACIDE PANTOTHÉNIQUE, PANTOTHÉNATE DE CALCIUM)

L'acide pantothénique est un constituant essentiel de la coenzyme A. À ce titre, il est essentiel à la synthèse du cholestérol, des graisses, des anticorps et de l'acétylcholine (un neuromédiateur qui transmet les impulsions nerveuses).

La vitamine B5 joue ainsi un rôle dans le développement et le bon fonctionnement du système nerveux central et favorise la production d'énergie. L'acide pantothénique est essentiel à la croissance des tissus ; il entre d'ailleurs dans la composition de la gelée royale, cette substance qui transforme une abeille ouvrière en « reine » vouée à la reproduction.

Selon certaines études, l'acide pantothénique permettrait d'accroître l'espérance de vie des animaux de laboratoire.

Sources naturelles

Gelée royale, germes de blé, pain complet, céréales, abats, viande, levure de bière, légumes verts.

Propriétés

- réduit le stress ;
- action défatigante ;
- augmente la production d'anticorps, favorise la lutte contre les infections ;
- réduit l'effet toxique des antibiotiques ;
- améliore la fertilité ;
- favorise la longévité.

Besoins

7 à 10 mg par jour à partir de l'âge de 10 ans. Cependant, certains médecins américains recommandent des doses quotidiennes de 30 à 50 mg.

Carences

Une carence en B5 diminue le taux de sucre dans le sang (d'où sensation de fatigue) et la production d'adrénaline (d'où augmentation du stress). Les signes les plus courants sont les suivants : lésions de la peau, alopécies, dépigmentation, ulcères gastro-duodénaux, hypoglycémie, nausées, vomissements, fatigue.

À noter que la B5 est neutralisée par les antibiotiques, la plupart des somnifères, la pilule, l'alcool et le stress.

Se soigner

Si vous souffrez d'allergies, essayez une supplémentation en B5 (1 000 mg matin et soir aux repas).

À hautes doses (1 000 à 3 000 mg par jour), la vitamine B5 accélère le transit intestinal, une information qui intéressera ceux qui souffrent de constipation.

La vitamine B5 permet de traiter les problèmes de chute des cheveux, en association avec d'autres vitamines du groupe B. Les médecins français privilégient l'association vitamine B5 et vitamine B8 : par exemple, 3 comprimés de Bépanthène et 3 comprimés de biotine par jour. Il existe aussi une solution à 5 % à utiliser en applications locales. Chez la femme, le duo B5/B8 permet d'obtenir de bons résultats. Chez l'homme, il n'y a pas repousse mais ralentissement de la chute. La médecine américaine préconise, elle, une association de vitamines du groupe B beaucoup plus étendue ***(choline, inositol, biotine, acide panthoténique, acide folique -100 mg, 3 comprimés par jour) pour combattre la chute des cheveux***. À vous de déterminer la formule la plus efficace dans votre cas personnel.

Se surpasser

La vitamine B5 peut vous aider à surmonter sans encombre une situation de stress. **Dans la semaine qui précède l'événement, prenez des suppléments de 100 mg matin, midi et soir** (avec un peu de nourriture).

Suppléments

Sous la forme de pantothénate de calcium, on trouve des suppléments dosés de 10 à 100 mg. Les prises quotidiennes vont généralement de 50 à 500 mg par jour.

Un dérivé de l'acide pantothénique, appelé pantéthine, est maintenant disponible dans les magasins spécialisés aux États-Unis.

Cette substance permettrait de diminuer de manière significative les taux de cholestérol et de triglycérides, sans effets secondaires.

La pantéthine est disponible aux États-Unis sous la forme de capsules dosées à 300 mg. Les doses habituellement pratiquées (traitement de l'hypercholestérolémie sous surveillance médicale) vont de 600 à 1 200 mg par jour en plusieurs prises.

Toxicité

Pas de toxicité connue.

23. Elle donne des muscles d'acier : VITAMINE B6 (PYRIDOXINE, PYRIDOXAL, PYRIDOXAMINE)

La pyridoxine est la forme la plus utilisée. La vitamine B6 est un puissant antioxydant, qui contribue à débarrasser l'organisme des substances toxiques que nous absorbons.

Cette vitamine intervient aussi dans le métabolisme des acides aminés et permet la synthèse des neuromédiateurs, ces molécules qui relient les éléments du système nerveux et sont essentielles à la formation des pensées, des émotions et de la coordination. Un déficit en vitamine B6 peut donc entraîner des troubles du système nerveux. La vitamine B6 joue également un rôle important dans la conversion du glycogène en glucose et la fourniture d'énergie à l'organisme. La vitamine B6 convertit l'acide linoléique en acide arachidonique (un acide gras plus actif), ce qui signifie qu'elle permet de contrôler l'obésité. En association avec le magnésium, elle prévient la formation de calculs rénaux.

Enfin, le bon fonctionnement du système immunitaire dépend en partie de la vitamine B6.

Sources naturelles

Céréales, germes de blé, levure de bière, choux (pyridoxal) ; abats, viande, volaille (pyridoxine). La vitamine B6 est détruite par la chaleur et la lumière. Il faut donc prendre des précautions de stockage et de consommation.

Propriétés

– Permet l'assimilation des protéines et des graisses ;
– Prévient les troubles du système nerveux ;
– Diminue les crampes et les spasmes musculaires, et les nausées pendant la grossesse ;
– Inhibe la production d'histamine ;
– Peut diminuer la fréquence des épisodes asthmatiques ;
– Favorise la production d'anticorps et la résistance aux infections ;
– Rend la peau moins grasse, contrôle l'apparition des pellicules ;
– Dans certaines affections myocardiques, améliore les troubles fonctionnels et l'électrocardiogramme.

Besoins

En France, les apports quotidiens conseillés sont de 2,2 mg pour les hommes et 2 mg pour les femmes (rajouter 0,5 mg pendant la grossesse et l'allaitement). De nombreux spécialistes américains recommandent en fait des doses quotidiennes de 25 mg.

Carences

Dépression, convulsions, troubles de la personnalité, troubles de la peau et des muqueuses, troubles de l'immunité. Une alimentation pauvre en B6 peut aussi entraîner l'installation d'une anémie hypochrome.

Les carences en vitamine B6 sont assez courantes. La vitamine B6 est détruite par la pasteurisation, le raffinage des céréales et en partie par la cuisson. L'alcool, certains médicaments (isoniazide/Rimifon ; pénicillamine/Trolovol) et surtout la pilule sont des ennemis de la pyridoxine. Les femmes enceintes et celles qui allaitent ne sont pas à l'abri de carences.

Se soigner

Selon le docteur Schroeder de l'École de Médecine de Dartmouth (Vermont, USA), **des suppléments de B6 (10 à 50 mg par jour) préviennent le durcissement des artères,** l'une des causes principales de maladies cardio-vasculaires.

Aux USA, **la pyridoxine est très fréquemment utilisée à la dose de 50 mg par jour pour le traitement des nausées et des vomissements survenant pendant la grossesse et l'allaitement**. Dans ce pays toujours, on prescrit de la B6 comme traitement préventif de la dépression chez les femmes prenant des contraceptifs oraux et contre les désagréments du syndrome prémenstruel.

Si vous souffrez d'asthme, des suppléments de B6 peuvent diminuer la fréquence et l'intensité des crises (100 à 200 mg, 3 fois par jour).

Chez l'animal, un régime pauvre en vitamine B6 entraîne une diminution de l'immunité et une croissance plus rapide des tumeurs cancéreuses. *In vitro,* on est parvenu à faire régresser le nombre de cellules d'un mélanome malin de 90 % par rapport à des témoins non traités. Les essais thérapeutiques chez l'homme ont montré qu'un traitement par la pyridoxine avait pour conséquence une réduction de la taille de lésions cancéreuses de la peau.

Se surpasser

La vitamine B6 favorise l'assimilation des acides aminés et des protéines. **Si vous suivez un régime riche en protéines (c'est le cas des culturistes et de tous ceux qui veulent prendre du poids et du volume musculaires), prenez des suppléments de pyridoxine : 50 à 150 mg par jour,** en association si possible avec de la B1, de la B2, de l'acide pantothénique, de la vitamine C et du magnésium.

Essayez des suppléments de B6 et de zinc pour venir à bout de petites défaillances masculines (50 à 100 mg de B6, 3 fois par jour avec 50 à 150 mg de gluconate de zinc par jour en 2 ou 3 prises).

Suppléments

Au terme d'une enquête réalisée en 1984 en Bourgogne, **65 % des hommes et 90 % des femmes recevaient moins de 80 % des apports en B6 conseillés.** Pour un tiers des femmes, les apports étaient même inférieurs à 50 % des apports conseillés. En réalité, l'apparition des premières règles marque le début d'un accroissement des besoins en vitamine B6. D'une manière générale, **toutes les femmes qui prennent la pilule devraient avoir recours à des suppléments de B6.** Les suppléments sont aussi recommandés aux gros consommateurs d'alcool. Si vous suivez un traitement à base de pénicillamine (Trolovol) et d'antibiotiques, prenez des suppléments de B6.

Des suppléments existent, en doses allant de 50 à 500 mg (Bécilan, 250 mg ; Vitamine B6 Richard, 250 mg). L'action de la pyridoxine est renforcée par la prise simultanée d'autres vitamines du groupe B (vitamine PP, vitamine B2). Des doses importantes de B6 peuvent entraîner un déficit en magnésium ; il est donc conseillé de les accompagner de suppléments de magnésium.

Toxicité et précautions d'emploi

Ne prenez pas plus de 500 mg de B6 par jour. Vous risquez en effet après quelques années de supplémentation à haute dose de souffrir de troubles nerveux (les effets disparaissent après l'arrêt de la prise de B6).

Toute personne suivant un traitement à base de lévodopa (maladie de Parkinson) ne devrait pas prendre de B6.

La prise de B6 chez un diabétique peut diminuer le besoin d'insuline et entraîner une baisse du taux de sucre dans le sang.

24. Elle donne du tonus à vos cheveux : BIOTINE (VITAMINE B8 OU H)

La biotine participe au métabolisme des protéines, des graisses et des hydrates de carbone, ainsi qu'à la synthèse de la vitamine B12 et de l'acide folique. La biotine provient de deux sources : l'alimentation et la flore intestinale.

Sources naturelles

Levure de bière, lait, riz brun, abats, fruits, noix.

Propriétés

– Ralentit le développement des alopécies, favorise la croissance du cheveu, prévient l'apparition des cheveux gris ;
– Soulage les douleurs musculaires ;
– Favorise la guérison des troubles de la peau (dermites, eczéma).

Besoins

La dose quotidienne recommandée pour un adulte est de 0,3 mg.

Carences

Les carences sont rares. Elles se traduisent par des dermites, une perte d'appétit, de la fatigue, un amaigrissement.

Se soigner

La biotine est utilisée pour ralentir la chute des cheveux, quelle qu'en soit la cause. La biotine est alors prise oralement ou en injections, en association avec d'autres vitamines du groupe B (B2, B3, B5, B6, B8).

À des doses de 2,5 mg minimum par jour, la biotine permet de traiter avec succès les ongles cassants.

La biotine est aussi utilisée dans le traitement de troubles de la peau, érythèmes, eczéma, acné, dermites séborrhéiques (5 mg, 3 fois par jour).

Se surpasser

Pour prévenir et soulager les douleurs musculaires, prenez un comprimé de biotine (Roche, 5 mg) par jour, ainsi qu'1 à 3 comprimés de complexe vitaminique B (100 mg).

Suppléments

La plupart des préparations polyvitaminées et multivitaminées B contiennent de la biotine, généralement dosée à 25 ou 50 µg. Roche propose une spécialité dosée à 5 mg (comprimés et ampoules injectables). L'action de la biotine sera renforcée par la prise simultanée de vitamines B2, B3 et B6.

Prenez des suppléments de biotine si vous suivez un traitement antibiotique. Si vous êtes amateur (déraisonnable) de mousse au chocolat et d'îles flottantes, sachez que le blanc d'œuf non cuit agit comme anti-vitamine B8 !

Toxicité

Pas de toxicité connue, même à doses importantes.

25. Il prévient l'anémie : ACIDE FOLIQUE (VITAMINE B9)

L'acide folique est essentiel à la synthèse de l'ADN et des acides aminés. Il participe à la formation des globules rouges : un déficit en acide folique peut entraîner une diminution du nombre de globules rouges dans le sang et conduire à une forme d'anémie (qui touche généralement les alcooliques, mais aussi les femmes enceintes).

Sources naturelles

Légumes verts à feuilles, carottes, avocats, abricots, haricots, blé complet, œufs.

Propriétés

– Agit sur certaines lésions prémalignes (poumons, col de l'utérus) ;
– Prévient l'anémie ;
– Diminue la douleur ;
– Améliore l'appétit, stimule la sécrétion gastrique ;
– Améliore la lactation ;
– Favorise la bonne santé de l'épiderme ;
– Aide le corps à synthétiser les neuromédiateurs, favorise l'équilibre émotionnel.

Besoins

0,4 mg par jour pour un adulte, mais 0,6 à 0,8 mg pour les femmes enceintes ou qui allaitent.

Carences

L'acide folique est sensible à la chaleur et à la lumière ; notre alimentation est souvent déficitaire en B9. Chez de nombreuses femmes, les besoins en acide folique pendant la grossesse dépassent les quantités fournies par l'alimentation et une supplémentation est souvent nécessaire (5 à 25 % des femmes enceintes manquent de vitamine B9). Par ailleurs, environ 40 % des gros consommateurs d'alcool présentent des déficits importants en acide folique. Enfin, la prise de nombreux médicaments (contraceptifs, phénobarbital, primidone, barbituriques, antibiotiques, sulfamides, antimitotiques) peut conduire à des carences en acide folique.

Les symptômes de carence sont les suivants : anémie avec perte de poids, diarrhée, asthénie ; dans les cas graves, troubles psychiques, épilepsie, dépression.

Se soigner

Selon des études récentes, la prise de suppléments d'acide folique à doses élevées peut entraîner une régression des lésions précancéreuses du poumon liées au tabagisme. L'administration d'acide folique a réduit l'étendue des lésions du col de l'utérus et diminué le risque de cancérisation chez des femmes sous contraceptifs oraux.

En association avec d'autres vitamines B, un supplément d'acide folique constitue une excellente défense contre les infections et un moyen de renforcer votre système immunitaire.

À doses comprises entre 1 et 5 mg par jour, une supplémentation en acide folique a entraîné dans plusieurs cas une recoloration de la peau. Si vous souffrez de dépigmentation, faites part de cette information à votre médecin.

Se surpasser

Une étude rapportée par le *British Journal of Psychiatry* indique que sur 59 personnes traitées pour dépression, 48 présentaient une carence en acide folique. **Vous pouvez combattre efficacement l'anxiété, le stress et certaines formes de dépression grâce à des suppléments d'acide folique** (5 à 10 mg), en association avec d'autres vitamines B.

Suppléments

Des suppléments sont recommandés dans les situations suivantes : grossesse, allaitement, éthylisme, anémie. On trouve en France (Speciafoldine) des comprimés dosés à 5 mg.

La prise de vitamine C augmente l'excrétion d'acide folique. Si vous prenez beaucoup de vitamine C, vos besoins en acide folique doivent être compensés par une supplémentation.

Toxicité et précautions d'emploi

Pas de toxicité connue. Une supplémentation importante en B9 peut masquer une forme d'anémie causée par une carence en B12. Il est préférable d'accompagner une supplémentation en acide folique par une alimentation riche en B12 (femmes enceintes, végétariens stricts).

26. Elle diminue la fatigue : VITAMINE B12 (COBALAMINES)

Cette vitamine est nécessaire à la synthèse de l'ADN, au fonctionnement du système nerveux et à la reproduction cellulaire. C'est la seule vitamine à contenir du cobalt, d'où le nom des deux formes sous lesquelles elle apparaît : hydroxocobalamine (la plus active) et cyanocobalamine. Sous cette dernière forme, la vitamine B12 possède un important pouvoir antioxydant. Elle diminue la réponse de l'organisme à l'absorption de sulfites (additifs présents dans la nourriture, les vins, la bière et qui peuvent provoquer des inflammations cutanées et du système respiratoire).

Des recherches sont en cours sur l'effet qu'aurait une supplémentation en B12 sur certaines lésions précancéreuses des bronches, liées au tabagisme.

Sources naturelles

La vitamine B12 se trouve exclusivement dans les produits d'origine animale : viande, laitages, œufs.

Propriétés

- Nécessaire à la production de globules rouges, prévient l'anémie ;
- Améliore le fonctionnement du système nerveux (mémoire, capacité d'apprentissage, équilibre) ;
- Favorise la croissance et l'appétit chez l'enfant ;
- Participe à la synthèse du fer, de la vitamine C, de l'acide pantothénique, de l'acide folique et de la choline ;
- Prévient la dépression post-natale.

Besoins

L'organisme d'un adulte n'a besoin que de 3 microgrammes (µg) par jour, 4 µg pendant la grossesse et l'allaitement et 1 à 2 µg pour les enfants.

Carences

Une carence légère (conséquence fréquente de l'incapacité du système digestif à absorber la vitamine B12) se traduit par un essoufflement, des palpitations, une impression de faiblesse et de l'apathie. Au fur et à mesure que la carence s'installe, se développent des troubles nerveux (troubles de la personnalité, pertes de mémoire et de l'équilibre) et une anémie pernicieuse. Les symptômes de carence mettent souvent des années à apparaître et sont d'un diagnostic difficile : les médecins ont souvent du mal à lier une grande fatigue accompagnée de troubles nerveux à un déficit en B12.

Si vous suivez un régime végétarien strict, vous risquez de développer une carence en B12.

Se soigner

La vitamine B12 (associée à d'autres vitamines du groupe B) stabilise la menstruation. Un supplément de vitamines B (Bétrimax, dosé à 1 mg de B12 ; Bétriphos-C, dosé à 100 µg de B12 ; Princi-B, dosé à 1 mg de B12 ; Vitamines B1 + B6 + B12 Labaz, dosées à 125 µg de B12 – par exemple) à prendre matin et soir avant et pendant les règles peut vous être bénéfique.

Se surpasser

La vitamine B12 est la vitamine anti-fatigue par excellence. **Si vous traversez une période d'hyperactivité, de stress physique ou mental important, une cure de vitamine B12 peut vous donner le coup de fouet qui vous manque** (attention : devant une fatigue prolongée, ayez toujours le réflexe de consulter votre médecin). Prenez 1 à 2 comprimés de Vitamine B12 Labaz (dosée à 250 µg) par exemple.

La vitamine B12 est un anabolisant naturel : elle stimule la synthèse de l'ADN et des protéines ; si vous cherchez à augmenter votre masse musculaire sans subir les inconvénients des anabolisants stéroïdiens, faites comme les bodybuilders californiens : prenez des suppléments de vitamine B12 (la coenzyme B12, ou dibencozide, est un peu plus efficace mais n'est délivrée en France que sur ordonnance).

Suppléments

Les suppléments sont dosés de 50 à 2 000 µg. L'assimilation de la vitamine B12 par l'estomac n'est pas parfaite et des injections sont souvent prescrites, notamment aux sujets âgés et dans le cas de grande asthénie.

La prise sublinguale garantit une meilleure assimilation par l'organisme, en particulier si elle est accompagnée de calcium. La Vitamine B12 Labaz (250 µg) se prête à cette prise perlinguale.

Toxicité et précautions d'emploi

Il n'existe pas de toxicité connue, même à fortes doses. Cependant, il existe des cas d'allergies à la vitamine B12 : si vous souffrez d'eczéma ou d'asthme, vous n'êtes pas à l'abri d'une réaction aux cobalamines. Consultez votre médecin.

Selon une équipe de chercheurs soviétiques, la cyanocobalamine pourrait stimuler la croissance des tumeurs et la formation de métastases (cellules cancéreuses) et augmenter la résistance du cancer à la radiothérapie. D'autres études ont montré au contraire que de très fortes doses de B12 (si elle est associée à la vitamine C) ont un effet inhibiteur sur le développement des tumeurs. En tout état de cause, les personnes souffrant d'un cancer doivent envisager une supplémentation de B12 avec prudence et consulter leur médecin.

27. Elle augmente les performances sportives : VITAMINE B15 (ACIDE PANGAMIQUE)

Il s'agit d'une vitamine hydrosoluble, à l'important pouvoir antioxydant, découverte récemment. L'acide pangamique a connu très vite un grand succès auprès des sportifs, car il a une action défatigante. La vitamine B15 est aussi une substance lipotrope et elle prévient l'accumulation des graisses dans le foie.
L'acide pangamique n'est pas considéré comme une vitamine en France.

Sources naturelles

Pain complet, levure de bière, riz brun.

Propriétés

- Augmente l'endurance ;
- Désintoxique l'organisme des substances polluantes ;
- Diminue le taux de cholestérol et prévient l'apparition de cirrhoses ;
- Diminue la fréquence des crises d'asthme ;
- Renforce le système immunitaire ;
- Prolonge la vie des cellules.

Besoins

Ils sont encore mal connus, mais ils se situeraient pour un adulte entre 1,5 et 5 mg par jour.

Carences

Une carence en B15 se traduit par une sous-oxygénation de la cellule, ce qui entraîne fatigue, baisse de forme, vieillissement précoce, troubles neurologiques et diminution de la réponse immunitaire.

Se soigner

La vitamine B15 étant un agent lipotrope, elle est conseillée dans les cas de stéatose hépatique (surcharge des cellules du foie en graisses) et en prévention de la cirrhose (50 mg matin et soir).

Se surpasser

La vitamine B15 n'est en vente libre en France que depuis peu, mais sa réputation était telle que les athlètes français se la procuraient depuis longtemps en Suisse et aux États-Unis. La vitamine B15 a d'abord été utilisée par les athlètes soviétiques. On sait aujourd'hui qu'elle active la respiration cellulaire, réduit la dépense de glycogène et diminue l'accumulation d'acide lactique dans les muscles. Les résultats d'une supplémentation sont généralement impressionnants et immédiats : la résistance à la fatigue, l'endurance augmentent souvent de plus de 50 %. **Elle est donc recommandée à tous les sportifs (50 mg, 2 à 3 fois par jour).**

Suppléments

Il existe une spécialité (Agévit Tonic) dosée à 7 mg de vitamine B15, avec magnésium et acide folique. Si ce dosage vous semble insuffisant, vous devrez acheter en Suisse ou en Belgique de la Bio-pangamine.

Toxicité et précautions d'emploi

Pas de toxicité connue, mais certains athlètes mentionnent quelques nausées au début de la supplémentation (elles disparaissent après quelques jours).

28. Elle abaisse le taux de cholestérol (1) : CHOLINE

Il s'agit d'une vitamine de la grande famille B, aux propriétés lipotropes (émulsifiant des graisses). Elle s'oppose à l'accumulation des graisses dans le foie ; elle joue donc un rôle important dans la prévention de la cirrhose. Elle a aussi une action sur la formation de cholestérol et empêche l'obstruction des vaisseaux et leur sclérose par suite de dépôts graisseux.

La choline est synthétisée par le corps sous la forme d'acétylcholine, un important neuromédiateur. La choline est l'une des rares substances capables de pénétrer la barrière hémato-encéphalique. Elle est utilisée aux États-Unis dans le traitement de la maladie d'Alzheimer car elle favorise la sécrétion d'une substance chimique du cerveau qui améliore la mémoire.

Sources naturelles

Légumes verts à feuilles, germes de blé, lécithine.

Propriétés

- Contrôle le taux de cholestérol ;
- Aide au bon fonctionnement des neuromédiateurs ;
- Maintient la qualité de la mémoire ;
- Maintient le foie (et les reins) en bonne santé ;
- Diminue la production d'œstrogènes et donc le risque de tumeurs mammaires ;
- Augmente la synthèse de l'adrénaline.

Besoins

Ils ne sont pas connus précisément, mais seraient de l'ordre d'un gramme.

Carences

Troubles du foie, troubles neurologiques (pertes de mémoire), néphrites, intolérance aux graisses, cholestérol élevé, athérosclérose, hypertension.

Se soigner

Aux USA, **la choline entre dans le traitement des cirrhoses et des hépatites (1 000 à 3 000 mg par jour) et plus généralement des troubles hépatiques.**

À des doses de l'ordre de 500 mg à 1 000 mg par jour, la choline agit contre la formation de cholestérol et l'athérosclérose.

Se surpasser

Dopez votre mémoire en prenant un supplément de choline (1 000 à 3 000 mg par jour).

Suppléments

La lécithine de soja contient inositol et choline. Vous trouverez également de la choline dans Hépa B5 (1 000 mg par ampoule) et dans Désintex Choline (2 000 mg en association avec du thiosulfate de sodium et de magnésium).

La plupart des préparations polyvitaminées (USA) contiennent de la choline.

La choline a tendance à augmenter le taux de phosphore dans le corps. Il est donc conseillé de prendre plus de calcium avec vos suppléments de choline, pour restaurer l'équilibre calcium/phosphore. Si vous prenez des doses importantes de choline pendant de longues périodes, prenez également des suppléments de B6 (de fortes doses de choline peuvent se traduire par un déficit en B6).

Toxicité et précautions d'emploi

Pas de toxicité connue. La prise de choline n'est pas recommandée si vous êtes sujet à de profondes dépressions.

29. Il abaisse le taux de cholestérol (2) : INOSITOL

Membre de la famille des vitamines B, il intervient dans le métabolisme des graisses et en association avec la choline et la biotine.

Le cerveau et la moelle épinière contiennent des quantités importantes d'inositol ; des suppléments d'inositol ont en général un effet calmant.

Dans l'organisme, inositol et choline se combinent avec phosphore, acides gras et azote pour former des phospholipides. Les phospholipides sont des constituants des membranes cellulaires et permettent aux graisses de voyager à travers le corps.

Sources naturelles

Abats, germes de blé, levure de bière, fruits, choux-fleurs.

Propriétés

- Contrôle la cholestérolémie ;
- Améliore la santé de l'épiderme et des cheveux ;
- Diminue les taux d'œstrogènes élevés.

Besoins

Ils ne sont pas précisément connus, mais on les évalue à 1 000 mg par jour.

Carences

Hypertension, cholestérol élevé, athérosclérose, constipation, chute des cheveux, troubles de la peau, dermites. Les diabétiques, les éthyliques et les gros buveurs de café ne sont pas à l'abri de carences.

Se soigner

Le docteur Pfeiffer, qui dirige l'Institut de Recherche sur la Nutrition, à Princeton (New York, USA), recommande **des suppléments d'inositol (2 000 mg par jour) pour traiter l'hypertension.**

Le docteur Atkins, qui étudie à New York le rôle thérapeutique des vitamines, a constaté que **l'effet calmant de l'inositol constitue une très bonne alternative aux somnifères (2 000 mg à prendre au coucher).**

Le docteur Adelle Davis, éminent nutritionniste, conseille d'**utiliser l'inositol pour lutter contre la calvitie (1 000 mg par jour).**

Se surpasser

L'inositol est un excellent calmant ; il peut vous aider à réduire votre anxiété sans avoir recours aux médicaments traditionnels. Essayez des suppléments de 650 mg par jour.

Suppléments

On trouve de l'inositol (associé à la choline) dans la lécithine de soja et dans la plupart des suppléments polyvitaminés B (USA).

En France, et c'est dommage, il n'y a plus de spécialités à base d'inositol. Cependant, votre pharmacien pourra vous péparer des gélules à base d'inositol en poudre.

Si vous prenez de la lécithine, assurez-vous d'augmenter votre ration quotidienne de calcium, pour contrebalancer un taux plus élevé de phosphore.

Toxicité

Pas de toxicité connue.

30. Il combat les radicaux libres : PABA (ACIDE PARA-AMINOBENZOÏQUE)

Une autre vitamine du groupe B, aux propriétés antioxydantes. À noter que l'acide para-aminobenzoïque n'est pas, en France, considéré comme une vitamine. Le PABA stimule la synthèse de l'acide folique dans les intestins et participe à l'assimilation de l'acide pantothénique. Associé au manganèse, il stimule l'hypophyse.

Le PABA est souvent utilisé en applications sur la peau, qu'il protège des radiations solaires et du vieillissement. Il protège également les membranes cellulaires des attaques des radicaux libres. À cause de ces propriétés antioxydantes, le PABA entre dans la supplémentation de nombreux sportifs de haut niveau.

Sources naturelles

Levure de bière, céréales complètes, germes de blé, légumes.

Propriétés

– Corrige la dépigmentation de la peau (vitiligo) ;
– Protège contre les coups de soleil en applications locales ;
– Favorise la fertilité ;
– Combat la sénilité.

Besoins

Probablement 30 à 100 mg par jour.

Carences

Lésions de la peau, rides, dépigmentation, fatigue, irritabilité, dépression, sénilité, arthrites.

Se soigner

Le PABA est utilisé pour traiter l'eczéma sec, le prurit, les brûlures, le psoriasis et corriger la dépigmentation de la peau (500 mg, 4 fois par jour, 5 jours par semaine).

Le PABA est efficace pour traiter de nombreuses affections d'origine inflammatoire : **arthrites, rhumatismes inflammatoires et certaines allergies (asthme, rhume des foins) : 500 mg, 2 fois par jour.**

Se surpasser

Ou plutôt doper votre peau. Sous forme de crème, le PABA protège efficacement des brûlures du soleil. Les Américains lui accordent aussi des vertus anti-rides (non confirmées, mais rien ne vous empêche d'essayer).

Chez l'animal, des suppléments de PABA ont entraîné un retour du pelage gris à sa couleur d'origine. **Si vous souhaitez vérifier l'effet du PABA sur vos cheveux grisonnants, prenez 500 mg 2 fois par jour (5 jours par semaine) pendant un à deux mois.**

Les athlètes américains sont de gros consommateurs de PABA. Le PABA a non seulement une action anti-dyspnéique (il élève la teneur en oxygène du sang artériel), mais ses propriétés anti-oxydantes augmentent la longévité des cellules et les protègent contre les méfaits des radicaux libres. **Suppléments suggérés si vous pratiquez régulièrement un sport :100 mg, 2 à 3 fois par jour.**

Suppléments

On peut se procurer aux États-Unis des comprimés de PABA dosés à 30, 100 et 1 000 mg. Dans ce pays également, cette vitamine entre dans la composition de la plupart des préparations polyvitaminées. Elle y est alors dosée en général à 50 mg.

En France, Paraminan 500 est une préparation dosée à 500 mg de PABA par comprimé. Il existe en pharmacie des crèmes à base de PABA : P 20, Pabacrème.

Des suppléments sont conseillés aux fumeurs (le PABA protège les poumons de l'agression du tabac) et dans le cas de traitements antibiotiques (pénicilline).

Toxicité et précautions d'emploi

Pas de toxicité connue, mais des effets secondaires possibles (nausées) dans le cas de doses supérieures à 2 000 mg par jour. Certaines personnes sont allergiques au PABA et risquent de développer des dermites et de l'urticaire même à doses faibles ; la supplémentation doit alors être interrompue.

Des doses quotidiennes supérieures à 2 000 mg sont déconseillées. Quelle que soit la supplémentation, celle-ci devrait être limitée à 1 ou 2 mois, en respectant des pauses de 2 jours après 5 jours de prise. Consultez dans tous les cas un médecin ou un nutritionniste.

À noter que le PABA neutralise l'action des sulfamides ; il faut interrompre votre prise de PABA si des sulfamides vous ont été prescrits.

31. Elle renforce l'immunité : VITAMINE C (ACIDE ASCORBIQUE)

La vitamine la plus connue du grand public, elle entre dans la composition d'un grand nombre de préparations. La vitamine C est nécessaire à la formation du collagène, une protéine qui relie les uns aux autres de nombreux tissus (muscles, foie, cœur, etc.). La vitamine C joue donc un rôle primordial dans la croissance, la résistance et la santé des tissus de votre organisme, qu'il s'agisse des vaisseaux sanguins, des os, des ligaments, des cartilages, des gencives ou des dents.

La vitamine C est aussi un antioxydant majeur et certains médecins (tel le docteur Pauling) ont longtemps pensé qu'elle pouvait constituer une voie de traitement de certains cancers. On sait aujourd'hui que la vitamine C ne guérit pas le cancer, mais elle semble contribuer à « purifier » l'organisme des effets toxiques du tabac.

La vitamine C favorise l'absorption du fer et du calcium alimentaires. Elle diminue le taux de cholestérol en convertissant ce dernier en acides biliaires.

L'homme est l'un des rares mammifères à ne pas synthétiser la vitamine C ; nous devons donc nous en procurer quotidiennement par l'alimentation.

Sources naturelles

Agrumes, fruits rouges (fraises, framboises, groseilles, cassis), kiwis, pommes de terre, légumes verts à feuilles, tomates, choux, poivrons.

La vitamine C craint chaleur, lumière et oxygène, il vaut donc mieux manger ces aliments crus si l'objectif est de se procurer de la vitamine C (une pomme de terre conservée à température ambiante perd 15 % de sa vitamine C en un mois, et 30 à 50 % de plus à la cuisson). La vitamine C est très périssable : de la vitamine C prise au petit-déjeuner a déjà quitté le sang quatre heures plus tard.

Propriétés

- Désintoxique l'organisme ;
- Accélère la guérison après une lésion des tissus ou une intervention chirurgicale ;
- Réduit la durée et la sévérité des rhumes ;
- Renforce le système immunitaire ;
- Offre une protection contre certaines substances cancérigènes ;
- Combat la formation de nitrosamines (substances susceptibles de provoquer des cancers) ;
- Améliore la santé des vaisseaux sanguins ;
- Laxatif naturel ;
- Prévient les allergies ;
- Prévient l'apparition des rides.

Besoins

L'organisme a besoin de 100 mg de vitamine C par jour, un peu plus pendant la grossesse (130 mg) et l'allaitement (170 mg). Cependant, le docteur Pauling recommande un minimum de 1 500 à 4 000 mg par jour.

Carences

Une carence en vitamine C (et en vitamine P) conduit au scorbut, une maladie plus répandue qu'on ne le pense, caractérisée par une gingivite, des hémorragies et une dégénérescence musculaire. Les carences mineures sont caractérisées par une susceptibilité aux infections, une fatigabilité, une irritabilité et l'apparition de petites hémorragies au niveau des capillaires.

90 % des gros consommateurs d'alcool présentent des carences en vitamine C. **Les fumeurs ont aussi un déficit en vitamine C :** le taux d'acide ascorbique dans le sang d'un fumeur est inférieur de 25 % à la normale jusqu'à 20 cigarettes par jour, et inférieur de 40 % à la normale au-delà de 20 cigarettes par jour (chaque cigarette détruit 25 mg).

Se soigner

Les grandes découvertes sur l'action thérapeutique de la vitamine C sont dues au docteur Pauling (prix Nobel), qui fit sensation en publiant en 1970 le livre *La Vitamine C et le rhume commun.* Le docteur Pauling poursuit actuellement ses recherches sur les vertus thérapeutiques de la vitamine C prise à doses massives, à l'institut qu'il dirige en Californie.

Vitamine C et rhume

La vitamine C ne prévient pas l'apparition d'un rhume, mais elle raccourcit la durée de la maladie et réduit très nettement la gravité des symptômes : **1 000 mg, 3 fois par jour, jusqu'à disparition des symptômes.**

Vitamine C et maladies infectieuses

La vitamine C augmente la réponse immunitaire aux maladies infectieuses en favorisant la production d'anticorps et d'interféron, une protéine sécrétée par les globules blancs qui bloque la prolifération des virus.

Vitamine C et cancer

La vitamine C bloque la formation des nitrosamines dans l'estomac. Les nitrosamines sont des composés formés au cours de l'assimilation de certains acides aminés, en présence de nitrites alimentaires (viandes fumées, petits légumes macérés dans du vinaigre...). Les nitrosamines sont cancérigènes et la vitamine C pourrait prévenir l'apparition de certains cancers. À noter que cette action de la vitamine C est renforcée par la prise simultanée de vitamine E. Le docteur Pauling et de nombreux spécialistes américains sont persuadés qu'une supplémentation au long cours de vitamines C et E constitue une assurance contre la survenue de plusieurs cancers.

Dans le traitement du cancer, des doses massives de vitamine C ont pu entraîner une rémission des tumeurs (vessie, estomac, peau, poumon, sein, sang) et un allongement de la durée de survie.

Vitamine C et affections cardio-vasculaires

Selon plusieurs expériences, une supplémentation en vitamine C chez les grands fumeurs permet de réduire la fréquence d'apparition d'emphysèmes et de problèmes cardiaques. D'une manière générale, la vitamine C renforce les vaisseaux capillaires et les artères et prévient ainsi les attaques.

Vitamine C et cholestérol

Le docteur Spittle obtient **une réduction du taux de cholestérol des patients qu'il soigne en Grande-Bretagne grâce à des suppléments de vitamine C (1 000 mg par jour).**

La vitamine C est aussi recommandée après une opération chirurgicale (elle accélère la cicatrisation) et dans le traitement des allergies (c'est un anti-histaminique).

Des suppléments de vitamine C diminuent la fatigue, l'anxiété et le stress, combattent la dépression. Le docteur Pauling a montré que des doses massives de vitamine C (jusqu'à 40 grammes !) administrées à des personnes souffrant de troubles psychiques ne se retrouvaient pas dans les urines, signe que ces patients avaient besoin de plus de vitamine C que les autres. Doses suggérées : 1 000 mg, 1 à 3 fois par jour.

La vitamine C participe à la formation du collagène (le ciment du derme) ; on sait aujourd'hui que les carences en vitamine C se traduisent par une apparition précoce des rides. **Suppléments suggérés : vitamine C, 1 000 mg par jour (avec 1 000 mg d'acide pantothénique).**

En tant qu'antioxydant, **la vitamine C ne saurait être absente des programmes de nutrition des sportifs de haut niveau : 1 000 mg par jour (avec bioflavonoïdes).**

SUPPLÉMENTS

Les suppléments sont recommandés dans les cas suivants : prise de contraceptifs oraux, de certains médicaments (antidépresseurs, diurétiques, indométacine, prednisone – Cortancyl), grossesse, allaitement, personnes âgées, asthmatiques, **tabagisme** (1 000 à 3 000 mg de vitamine C par jour), **alcoolisme** (100 à 1 000 mg de vitamine C par jour), états pré- et post-opératoires, recherche d'une résistance aux infections, activité physique importante, prise régulière d'aspirine (l'aspirine augmente l'excrétion de vitamine C). Si vous entrez dans l'une de ces catégories, consultez votre médecin qui définira les doses dont vous avez besoin.

On trouve des suppléments de vitamine C sous diverses formes et divers dosages : acide ascorbique (Vitascorbol, Laroscorbine, Arkovital C, Vitamine C 1 000 Inava, etc.) ; acide ascorbique et rutine (Ercévit Fort) ; acide ascorbique et autres vitamines (B1, B2, E dans Glucivit). **Vous obtiendrez une plus grande efficacité en prenant votre vitamine C avec des flavonoïdes** (Daflon : mais cette spécialité ne contient que des flavonoïdes, pas de vitamine C).

TOXICITÉ ET PRÉCAUTIONS D'EMPLOI

Pas de toxicité, mais des doses supérieures à 3 g par jour peuvent provoquer des troubles digestifs (diarrhée, brûlures gastriques) et dans certains cas entraîner l'apparition de lithiases (calculs) rénales. Au-delà de 1 000 mg par jour, il est conseillé de boire beaucoup d'eau et de prendre un supplément de magnésium (pour prévenir la formation de calculs). Si malgré tout des troubles apparaissent, réduisez aussitôt votre dose de vitamine C.

Contrairement à une idée répandue, votre sommeil ne souffrira pas d'une prise de vitamine C au repas du soir. Vous pouvez donc prendre vos suppléments quotidiens en deux ou trois fois au cours de la journée.

Si vous prenez de la vitamine C, sachez que certains tests biologiques peuvent s'en trouver affectés (dosages de la créatinine, et du glucose sanguin et urinaire). Prévenez votre médecin lors de tout examen biologique, en particulier si vous souffrez de diabète.

La vitamine C sous forme d'ascorbate de calcium peut diminuer l'activité des tétracyclines. La vitamine C de type ascorbate de sodium peut être prise avec les tétracyclines mais doit être évitée en cas de régime désodé ou de traitement à base de corticostéroïdes.

32. Elle renforce la trame osseuse : VITAMINE D (CALCIFÉROLS)

La vitamine D est une vitamine liposoluble qui est apportée à l'organisme par l'alimentation, mais également par l'action des rayons ultraviolets sur la peau (ce phénomène diminue avec le bronzage). La vitamine D présente dans la nourriture est absorbée en présence de graisses et traverse la barrière intestinale ; lorsqu'elle est produite par l'action du soleil, elle est absorbée directement par les vaisseaux. Elle est ensuite stockée dans le foie principalement (mais aussi dans les muscles et le tissu adipeux).

La vitamine D favorise l'absorption du calcium et du phosphore, elle est donc indispensable à la croissance et à la santé des os et des dents. Elle améliorerait également la résistance aux infections et s'opposerait à l'apparition de certains cancers du tube digestif.

Sources naturelles

Poisson et huile de foie de poisson, laitages.

Propriétés

- Renforce l'immunité ;
- Nécessaire à la bonne santé des os et des dents ;
- Favorise la santé du système nerveux ;
- Participe à la régulation du rythme cardiaque.

Besoins

Pour un adulte, 400 UI par jour (600 pour une femme enceinte et pendant l'allaitement) (1 UI = 0,025 mg).

Carences

Faiblesse musculaire, trouble de la marche, tétanie, rachitisme, ostéoporose, ostéomalacie (perte de la dureté des os).

Les personnes âgées présentent assez fréquemment des carences, car leur régime alimentaire est généralement pauvre en vitamine D et la capacité de l'épiderme à en fournir est réduite. De plus, la prise de certains médicaments appauvrit encore l'organisme de ses réserves en D (anticonvulsivants : Di-hydan, Gardénal, Mysoline ; certains laxatifs à base d'huiles minérales).

Suppléments

Une supplémentation est conseillée aux personnes âgées et à tous ceux qui ne bénéficient pas d'une exposition normale aux rayons du soleil : citadins exposés au smog, travailleurs de nuit, habitants des régions nordiques. Elle est également recommandée aux femmes de plus de cinquante ans, car elle permet la fixation du calcium sur les os et réduit donc le risque d'ostéoporose.

En pharmacie : Stérogyl (400 UI par goutte), Uvestérol D.

Toxicité et précautions d'emploi

Au-delà de 2 000 UI par jour, certains troubles peuvent apparaître : anorexie, fatigue, constipation, soif intense, besoins fréquents d'uriner, vomissements. Au-delà de 10 000 UI par jour sur une longue période, le risque de toxicité est grand. Il peut se traduire par un dépôt anormal de calcium dans les reins, les vaisseaux sanguins, le cœur, les poumons ou autour des articulations.

33. La vie plus longue : VITAMINE E (TOCOPHÉROLS, TOCOTRIÉNOLS)

Le terme vitamine E s'applique à des substances nommées tocotriénols et tocophérols (subdivisées en alpha, bêta, gamma, etc.). La plus efficace d'entre elles est le DL-alpha-tocophérol. La vitamine E est, par ses propriétés thérapeutiques, un nutriment d'une importance considérable. Elle est l'objet de nombreuses recherches partout dans le monde. Des suppléments de E peuvent réellement améliorer la qualité et la durée de votre vie, en particulier si vous évoluez dans un environnement pollué.

La vitamine E est un antioxydant puissant qui s'oppose à la formation des radicaux libres dus aux régimes alimentaires riches en graisses insaturées. Selon le docteur Shute, un spécialiste canadien, **la vitamine E aurait un pouvoir antioxydant trois fois supérieur à la vitamine C.** L'oxydation incontrôlée (peroxydation) des graisses entraîne la formation de radicaux libres qui endommagent les cellules du cerveau (diminution des facultés mentales), provoquent la rupture des globules rouges (anémie hémolytique), affaiblissent le système immunitaire (maladies auto-immunes, telle l'arthrite), endommagent l'ADN (mutations oncogéniques conduisant au cancer). En se combinant à l'oxygène, la vitamine E prévient l'oxydation des graisses non saturées et donc la formation de radicaux libres.

Sources naturelles

Germes de céréales, soja, choux, céréales complètes, légumes verts à feuilles, tomates, huiles végétales.

Propriétés

- Retarde le vieillissement cellulaire ;
- Protège le corps de la pollution ;
- Renforce l'action de la vitamine C contre la formation des nitrosamines (cancérigènes) ;
- Renforce le système immunitaire ;
- Diminue la fatigue ;
- Améliore la performance physique ;
- Retarde le vieillissement ;
- Action anticoagulante, s'oppose à la formation de caillots ;
- Améliore la circulation du sang et prévient les troubles cardiaques ;
- Accélère la guérison de la peau après une brûlure ;
- Renforce la fertilité et prévient l'impuissance.

Besoins

En France, les besoins quotidiens pour un adulte sont évalués à 12-15 UI. Cependant, les spécialistes, tels les docteurs Shute et Shamberger, recommandent un minimum de 100 UI par jour. Aux USA, des centaines de milliers de personnes prennent des suppléments de 400 à 800 UI par jour (1 UI = 1 mg d'acétate de DL-alpha-tocophérol).

Carences

Anémie hémolytique, dégénérescence musculaire, atteinte du système nerveux central, stérilité.

Se soigner

Depuis 40 ans, le docteur Shute étudie les effets de la vitamine E. Il a traité plus de 30 000 patients et a montré l'efficacité d'une supplémentation en vitamine E pour améliorer la circulation du sang et réduire le risque cardiaque. **La vitamine E est un anticoagulant naturel** qui empêche la formation de caillots et prévient l'apparition de phlébites. La vitamine E protège la prostacycline, une substance qui empêche le durcissement des vaisseaux et réduit le risque d'athérosclérose et de crises cardiaques. Les patients cardiaques sont généralement traités aux doses de 400 UI par jour. Cependant, tout traitement, si vous souffrez du cœur, doit être entrepris sous la surveillance d'un cardiologue (en commençant par des doses plus faibles).

Shute traite des gangrènes dues au diabète avec de la vitamine E en prise orale : les tissus gangrenés tombent d'eux-mêmes, ce qui évite toute intervention chirurgicale. Il semble que les globules blancs se trouvent « dopés » par la vitamine E.

Le biochimiste Raymond Shamberger a montré que la vitamine E pouvait empêcher l'apparition de cancers en bloquant l'action des substances cancérigènes. On pense aujourd'hui qu'elle protège contre l'apparition du cancer du poumon.

La vitamine E peut aider à résoudre des problèmes de fertilité, aussi bien chez l'homme que chez la femme : vitamine E (anhydre), 200 à 400 mg par jour. On l'utilise aussi pour traiter certaines formes d'impuissance (200 à 500 mg par jour).

De nouvelles recherches sont en cours pour évaluer le rôle de la vitamine E dans le traitement de certaines maladies du système nerveux, telles la sclérose en plaques, la myasthénie.

En applications locales, **la vitamine E permet de traiter aussi bien des brûlures graves que des coups de soleil et des inflammations de la peau :** ces applications de vitamine E empêchent souvent la formation de cloques, améliorent la cicatrisation et régénèrent la peau.

Se surpasser

Mettez du piment dans votre vie sexuelle grâce à des suppléments de vitamine E (400 à 800 UI par jour), en association avec du zinc (15 à 50 mg) et du sélénium (50 à 100 µg).

Une supplémentation en vitamine E améliore la performance physique, comme l'a confirmé une étude toute récente menée auprès d'un groupe d'alpinistes. Parmi ceux-ci, les individus ayant bénéficié de suppléments de vitamine E ont vu leur temps de récupération diminuer, tandis que les efforts étaient plus longs et plus soutenus. Ceci vient confirmer ce que les joggeurs et les athlètes savaient déjà : la vitamine E améliore la respiration cellulaire, ce qui permet à tous les muscles (y compris le cœur) de fonctionner avec moins d'oxygène, et donc d'être plus performants. **Pour aller plus loin, plus haut et plus vite, prenez des suppléments de vitamine E (200 à 1 000 UI par jour, selon l'intensité de vos efforts).**

SUPPLÉMENTS

La forme la plus active est le DL-alpha-tocophérol, présent dans Éphynal (dosé à 100 UI) et Tocomine (dosé également à 100 UI). Pharma 2000 commercialise de l'acétate d'alpha-tocophérol (Toco 500, dosé à 500 UI).

Les doses quotidiennes généralement rencontrées vont de 200 à 1 000 UI.

Une supplémentation peut s'avérer bénéfique dans les cas suivants : activité physique et sportive importante, personnes âgées, alimentation riche en acides gras insaturés (huiles végétales), prise d'un contraceptif oral, grossesse, allaitement, tabagisme, environnement pollué. Le chlore détruit la vitamine E : si l'eau que vous buvez est traitée au chlore, vous avez besoin de suppléments de E. **Les femmes qui prennent des œstrogènes pendant la ménopause devraient prendre (prises dissociées) des suppléments de vitamine E (400 à 800 UI).**

La vitamine C, le bêta-carotène, le sélénium renforcent l'action antioxydante de la vitamine E.

TOXICITÉ ET PRÉCAUTIONS D'EMPLOI

Il n'y a pas de toxicité, même à doses importantes. Si vous prenez des anticoagulants, sachez que des doses élevées de vitamine E peuvent entraîner des hémorragies, car la vitamine E interfère avec l'assimilation de la vitamine K.

Le sulfate de fer détruit la vitamine E (ce n'est pas le cas du gluconate ou du succinate de fer). Si vous prenez un médicament qui contient du sulfate de fer, respectez un délai de 8 heures avec la prise de vitamine E.

LES AUTRES VITAMINES

34. Vitamine F

Il s'agit d'une vitamine liposoluble, constituée d'acides gras insaturés apportés par l'alimentation. Les acides gras insaturés sont une source de radicaux libres, mais ils sont indispensables à l'organisme, car ils permettent de brûler les graisses saturées. La vitamine F se trouve dans les huiles végétales, les amandes, les avocats.

La vitamine F lutte contre l'accumulation de cholestérol dans les artères, améliore la santé de la peau (on l'utilise en usage externe pour traiter l'eczéma) et, à doses faibles, aide l'organisme à se débarrasser des graisses superflues (mais trop de vitamine F se traduit par une prise de poids).

35. Vitamine K (ménadione)

Cette vitamine ne figure pas dans les préparations polyvitaminées, car elle est naturellement présente en quantité dans l'organisme. La vitamine K est liposoluble. Elle participe à la formation de prothrombine, un coagulant naturel du sang. Elle prévient ainsi les hémorragies. La vitamine K est apportée à l'organisme par les huiles végétales, les laitages, les légumes verts à feuilles.

Si vous prenez des anticoagulants, une alimentation riche en vitamine K peut freiner l'efficacité de votre traitement. Si vous êtes sujet à des saignements de nez fréquents, augmentez votre consommation d'aliments riches en vitamine K. Les antibiotiques, en détruisant la flore intestinale, s'opposent à l'action de la vitamine K ; accompagnez-les de yoghourts et de suppléments de lactobacillus et d'acidophilus. Il est déconseillé de prendre des suppléments de vitamine K hors avis et suivi médicaux.

36. Vitamine P (bioflavonoïdes)

On appelle vitamine P un groupe de substances hydrosolubles associées à la vitamine C au sein de certains végétaux (agrumes). Parmi ces substances, la rutine augmente très sensiblement l'assimilation de la vitamine C par le corps et donc son efficacité. On sait aujourd'hui que le scorbut est dû à la fois à une carence en vitamine C et en vitamine P.

La rutine participe à la bonne santé, à la résistance des vaisseaux sanguins et à la formation du collagène. On l'emploie dans le traitement des varices, de l'hypertension, des ulcères... En association avec la vitamine C, elle est efficace contre les saignements de nez, les gingivites, les œdèmes, l'arthrite et de nombreuses infections. L'orange entière contient des bioflavonoïdes, alors que l'orange pressée n'en contient pas (elles sont présentes dans la peau).

Chaque fois que vous le pouvez, procurez-vous un complexe de vitamine C avec bioflavonoïdes plutôt que de la simple vitamine C (acide ascorbique uniquement). Le dosage recommandé est de 50 mg de bioflavonoïdes pour 300 mg de vitamine C. Vous aurez du mal à trouver en France des préparations associant vitamine C et flavonoïdes dans cette proportion, mais aucune difficulté aux États-Unis, où ces produits sont vendus en supermarché, à des prix imbattables.

37. Vitamine B13 (acide orotique)

Elle n'est pas considérée comme une vitamine en France. L'acide orotique favorise la prolifération de la flore intestinale ; il est donc utile dans le traitement des diarrhées (après un traitement antibiotique ou des opérations du tube digestif). La vitamine B13 a aussi une action antiurates, ces dépôts d'acide urique qui peuvent entraîner la formation de calculs rénaux et l'apparition de la goutte. Aux États-Unis, la vitamine B13 est utilisée pour traiter la sclérose en plaques.

On trouve de l'acide orotique (très peu) dans Oromag (avec du magnésium et de la vitamine B1) et dans Calcium Plus. L'acide orotique pur est inscrit au tableau C, donc délivré sur ordonnance. En pratique, il est quasiment introuvable en France.

38. Vitamine B17 (laétrile)

C'est la vitamine la plus controversée, pratiquement inconnue en France, interdite dans 31 États aux USA, légale au Mexique où elle est acceptée comme traitement du cancer. C'est cette utilisation thérapeutique qui est à l'origine de la controverse ; on se souvient que l'acteur américain Steve McQueen avait suivi au Mexique un traitement à base de laétrile.

La vitamine B17 est contenue dans les noyaux d'abricots, de pêches, de pommes, de cerises, de prunes. Certains spécialistes, comme Krebs, lui ont attribué ces vertus anticancéreuses, parce que la fréquence des cancers est très faible chez les populations dont le régime est à base d'abricots. La vitamine B17 contient du benzaldéhyde et du cyanure. Le cyanure semble effectivement détruire les cellules cancéreuses, mais il est particulièrement toxique lorsqu'il est mis en présence de certaines enzymes. C'est ce qui vaut à la vitamine B17 de n'être reconnue ni par la Food and Drug Administration américaine ni par le ministère de la Santé en France : vous ne trouverez aucune spécialité à base de B17 en pharmacie.

Les doses pratiquées dans certains États américains, en traitement préventif du cancer, vont de 250 à 1 000 mg de B17 par jour. Le cyanure est mortel à partir de 250 mg, soit 5 000 mg de B17 pris en une fois, mais il est dangereux d'absorber plus de 1 000 mg de B17 en une seule prise (ou plus de 30 noyaux d'abricots). Certains médecins américains recommandent de consommer le contenu de 5 à 20 noyaux d'abricots par jour, en plusieurs fois, mais attention aux risques d'intoxication, souvent fatale.

Si vous souhaitez vous informer sur les effets thérapeutiques de la vitamine B17 dans la prévention et le traitement du cancer, écrivez (en anglais, en joignant une enveloppe-réponse timbrée) à The International College of Applied Nutrition, P.O. Box 386, La Habra, CA 90631, USA.

2
Des minéraux pour se soigner et se surpasser

Les minéraux sont indispensables à la croissance et à la santé du corps. Ils doivent être apportés régulièrement par l'alimentation, car l'organisme les élimine tout aussi régulièrement (transpiration, excrétion).

Il existe deux types de minéraux. Les premiers doivent figurer en quantités relativement importantes dans l'alimentation. Il en est ainsi du calcium, du phosphore et du magnésium, qui sont en quelque sorte la nourriture de nos os et de nos dents. Le potassium est un constituant essentiel des muscles, le soufre entre dans la constitution des protéines et le sodium est un élément régulateur des fluides corporels.

Les autres minéraux n'existent qu'en faible quantité dans l'alimentation. De la même manière, le corps n'en réclame que des quantités infimes. Il en est ainsi du fer, de l'iode, du zinc, du cuivre, du sélénium, du fluor, du manganèse, du chrome...

Les habitudes alimentaires modernes, l'appauvrissement des sols entraînent des carences graves et de plus en plus fréquentes en minéraux. Certains médecins pensent que 50 à 60 % de la population française manquerait de magnésium. Aux États-Unis, une étude de la Mayo Clinic laisse entendre que la majorité des jeunes femmes âgées de 25 à 34 ans ont une alimentation déficitaire en calcium, une condition qui prépare le terrain à l'ostéoporose. Le retour à l'équilibre passe par un changement dans les habitudes alimentaires et une supplémentation adéquate de minéraux.

On connaît encore mal les conséquences thérapeutiques d'une supplémentation importante de certains minéraux, mais des résultats intéressants ont déjà été obtenus. Ainsi :

– Des suppléments de sélénium renforcent de manière significative (chez l'animal) la résistance à certains cancers provoqués par des virus et des substances chimiques. Or le sélénium est virtuellement absent de la nourriture actuelle ;

– Des suppléments de zinc (l'un des minéraux les plus étonnants) chez de nombreux patients atteints de troubles de la prostate (prostatite, hypertrophie de la prostate) ont permis une disparition totale des symptômes ;

– Une supplémentation de chrome a permis, selon une étude récente, d'augmenter le taux de « bon » cholestérol chez plusieurs patients ;

– Calcium et magnésium constituent une alternative efficace aux somnifères ;

– Les effets du fluor sur la résistance aux caries dentaires sont indiscutables.

Ce livre vous dira comment apporter à votre organisme les minéraux dont il a besoin. Nous vous suggérerons aussi, selon votre activité, votre sexe ou votre condition, des suppléments à incorporer à votre régime alimentaire. Les suppléments polyvitaminés courants contiennent généralement des minéraux, mais il peut être utile de faire appel à des compléments spécifiques.

39. Essentiel au bon fonctionnement du système nerveux : LE CALCIUM

Il est présent en quantités importantes dans le corps (1 à 1,5 kg) où il participe à la structure et à la constitution des os et des dents. On trouve ainsi 99 % du calcium du corps dans le squelette.

Le 1 % restant joue un rôle très important dans le bon fonctionnement des systèmes nerveux et cardio-vasculaire. Le calcium agit comme régulateur du rythme cardiaque ; il est essentiel à la coagulation, favorise l'apparition du sommeil et garde la peau en bonne santé. On pense qu'il a un effet protecteur contre les cancers du rectum et du côlon.

Pour pouvoir assimiler le calcium, votre corps a besoin de sucs gastriques en quantité suffisante (pour le dissoudre) et de magnésium (pour le garder soluble), faute de quoi il risque de se déposer et de conduire à de nombreux troubles, tels l'artériosclérose ou les calculs rénaux. Le corps fait également appel, dans cette synthèse, aux vitamines A, C et D, aux protéines et au phosphore.

Sources naturelles

Laitages, épinards, brocolis, choux de Bruxelles, légumes verts, céréales, graines de sésame, soja, pain, rhubarbe, moelle, sardines en boîte, saumon.

Propriétés

- Entretient la solidité des os et des dents ;
- Maintient le système cardio-vasculaire en bonne santé ;
- Maintient le système nerveux en bonne santé ;
- Associé au magnésium, facilite l'arrivée du sommeil ;
- Assure une hémostase (coagulation du sang) correcte.

Besoins

1 200 mg par jour entre 11 et 24 ans, 800 mg après 25 ans. Les femmes enceintes et celles qui allaitent ont besoin de 1 200 mg par jour.

Carences

Caries, douleurs musculaires, nervosité, crampes, dépigmentation, aphtes ; à long terme : ostéoporose, ostéomalacie (perte de rigidité des os), rachitisme.

Se soigner

Chaque année en France, 20 000 femmes âgées de plus de 60 ans se fracturent le col du fémur. Ces accidents sont dus à une porosité et à une fragilité des os (ostéoporose) qui touchent de nombreuses femmes dès la ménopause. **Dès 35 ans, les femmes devraient suivre un régime riche en calcium et prendre dès 45 ans des suppléments de calcium** (1 500 mg par jour, en 3 prises, avec 750 mg de magnésium, 800 UI de vitamine D, 1 000 mg de vitamine C).

Des suppléments de calcium (500 mg) peuvent soulager les douleurs de croissance chez les adolescents ainsi que les douleurs menstruelles.

Associé au magnésium (deux fois plus de calcium que de magnésium), **le calcium peut vous aider à retrouver un sommeil normal : prenez par exemple 1 000 mg de calcium et 500 mg de magnésium au coucher** (vous trouverez aux USA des comprimés pré-dosés calcium-magnésium).

Se surpasser

Le calcium neutralise l'acide lactique lorsqu'il s'accumule en excès dans les muscles, après un effort ou un stress important; c'est cet excès d'acide lactique qui provoque la fatigue. **Des suppléments de calcium (500 mg) sont donc conseillés pour prévenir la fatigue chez les sportifs,** mais également pour faire face à des situations de stress et diminuer l'anxiété.

Suppléments

Les suppléments de calcium existent sous les formes les plus diverses, mais le gluconate de calcium est plus efficace. L'absorption du calcium par le corps est difficile, notamment après 40 ans : à cet âge, en effet, les sécrétions gastriques sont plus faibles et il peut être nécessaire de prendre des suppléments de chlorhydrate de bétaïne pour favoriser l'assimilation.

D'une manière générale, **accompagnez vos suppléments de calcium de suppléments de vitamines D et C**

ainsi que de magnésium. Sachez aussi que les aliments qui contiennent de l'acide phytique (pain complet, germes de soja, grains de maïs) inhibent l'absorption du calcium : évitez de les consommer en même temps que vos suppléments.

Toxicité et précautions d'emploi

Consultez votre médecin avant d'entreprendre une supplémentation au long cours. Au-delà de 2 000 mg de calcium par jour, vous courez un risque d'hypercalcémie, d'hypercalciurie ou de calculs rénaux. Les calculs rénaux sont souvent dus à une combinaison de calcium et d'acide oxalique, une substance présente dans le chocolat, la rhubarbe et les épinards. Un surdosage de calcium se traduit souvent par une soif inhabituelle, une envie d'uriner fréquente, des nausées, de l'hypertension, de la constipation.

Le calcium peut interférer avec l'assimilation de certains antibiotiques (tétracyclines) ; il convient alors de décaler de 3 heures la prise du médicament et du calcium.

Trop de phosphore mobilise les réserves de calcium et peut entraîner une décalcification : si vous buvez beaucoup de boissons gazeuses du type Coca-Cola (elles contiennent de l'acide phosphorique), augmentez dans votre régime la part des aliments riches en calcium.

40. Il protège contre le diabète : LE CHROME

Le chrome intervient dans le métabolisme du glucose et la synthèse des acides gras et du cholestérol. Le raffinage du sucre et de la farine supprime le chrome présent à l'origine dans ces aliments, ce qui explique que les carences en chrome sont aujourd'hui fréquentes.

Sources naturelles

Fruits de mer, viande, levure de bière.

Propriétés

- Protège contre athérosclérose et diabète ;
- Stimule la croissance ;
- Fait baisser la tension artérielle.

Besoins

On estime qu'ils sont de l'ordre de 50 à 200 µg pour un adulte.

Carences

Les opérations de raffinage, la pauvreté en minéraux des sols cultivés font que **de nombreuses personnes ont une alimentation déficitaire en chrome :** 1 kilogramme de blé entier contient environ 175 mg de chrome, mais après raffinage, la farine n'en contient plus que 23. De même, le raffinage du sucre de canne supprime 92 % du chrome présent à l'origine. La carence en chrome reste longtemps silencieuse, mais elle se traduit après 45 ans par l'apparition de diabète, d'hypoglycémie, d'athérosclérose. Les premiers symptômes d'une carence en chrome sont la fatigue, l'obésité, le cholestérol élevé.

Se soigner

Dans certains cas, une supplémentation en chrome a permis de diminuer le taux de sucre dans le sang, mais également de le normaliser chez les personnes atteintes d'hypoglycémie. D'autres études montrent que **le chrome permet d'augmenter le cholestérol HDL** (le « bon » cholestérol). Des suppléments de chrome ont permis chez de nombreux malades de faire reculer l'athérosclérose. Consultez votre médecin.

Se surpasser

Le chrome est le constituant principal du facteur de tolérance au glucose (GTF), qui est essentiel à la synthèse des glucides, par son action conjointe avec l'insuline (il réduit la quantité d'insuline nécessaire et donc le travail du pancréas). Le corps produit du GTF à partir du chrome, de la vitamine B3 et de certains acides aminés (acide glutamique, cystine, glycine), mais certaines personnes ont du mal à bien synthétiser le GTF. **Des suppléments de chrome-GTF leur apporteront plus d'énergie physique et mentale,** une diminution du taux de cholestérol dans le sang et une meilleure réponse immunitaire : EPA-Chrome (5 µg par comprimé) ou Microsol Chrome (dosé à 40 µg).

Suppléments

Des suppléments de chrome peuvent vous être utiles dans les cas suivants : abus d'alcool, exercice physique intense et sports de haut niveau, prise de diurétiques.

Toxicité

Pas de toxicité connue.

41. Il combat les allergies (1) : LE CUIVRE

Le cuivre est un minéral qui entre dans le mécanisme de formation de l'hémoglobine puisqu'il aide le corps à absorber le fer. Le cuivre permet à l'organisme d'utiliser la vitamine C, il diminue la formation d'histamine (et donc les symptômes d'allergies) et intervient dans la pigmentation de la peau en convertissant un acide aminé, la tyrosine, en un pigment. C'est aussi un antioxydant qui combat la formation de nombreux radicaux libres.

Sources naturelles

Crustacés, foie, blé entier, prunes, légumes verts.

Propriétés

- S'oppose à la toxicité de certaines substances (cadmium) ;
- Participe à l'apport d'énergie à l'organisme ;
- Prévient l'anémie ;
- Prévient les allergies.

Besoins

2 mg par jour (adultes).

Carences

Anémies, fatigue, essoufflement, dépigmentation. Si les carences en cuivre ont des conséquences fâcheuses sur la santé, trop de cuivre est tout aussi néfaste. Les fumeurs, les citadins et tous ceux pour lesquels l'eau est acheminée dans des conduites en cuivre sont exposés à un surdosage qui se traduit par de l'hypertension, de l'arthrite, de l'insomnie, une chute des cheveux, des règles irrégulières et parfois de la dépression. Des suppléments de zinc permettent de réduire les taux de cuivre dans le corps.

Suppléments

Le cuivre est présent dans de nombreuses préparations polyvitaminées. Les doses vont de 500 µg à 2 mg. Si votre alimentation comprend suffisamment de légumes verts et d'aliments à base de blé complet, une supplémentation spécifique est inutile.

Toxicité et précautions d'emploi

Dans certains cas d'atteinte hépatique (maladie de Wilson, hépatite chronique, cirrhose), il est fortement conseillé de diminuer tout apport de cuivre à l'organisme, car il y a risque d'aggravation de la maladie par accumulation excessive dans le foie.

42. Il combat l'anémie : LE FER

Un minéral d'une importance considérable, mais qui, comme le cuivre, peut être nocif lorsqu'il est absorbé en trop grande quantité. Le fer est essentiel à la production d'hémoglobine (pigment des globules rouges du sang qui apporte l'oxygène aux cellules du corps), c'est un constituant de la myoglobine (qui stocke l'oxygène dans les muscles) et il participe à la lutte contre les radicaux libres.

Le fer est abondant dans le corps : 5 grammes en moyenne chez un adulte.

Sources naturelles

Céréales complètes, huîtres, asperges, poireaux, persil, pommes de terre, choux, légumes secs, cerises, viande rouge.

Propriétés

– Renforce la résistance aux maladies ;
– Combat la fatigue ;
– Prévient et guérit l'anémie ferriprive.

Besoins

On les évalue à 10 mg par jour pour un homme, 18 mg pour une femme, 30 à 50 mg pendant la grossesse et l'allaitement.

Carences

Les carences en fer sont hélas fréquentes, en particulier chez les femmes. Elles entraînent une diminution de la résistance aux infections et à la formation de radicaux libres, qui peut conduire au développement de certaines tumeurs. Une carence se traduit par de l'anémie, une pâleur, de l'asthénie.

Un homme perd environ 1 mg de fer par jour ; les femmes doivent se procurer plus de fer que les hommes, à cause des pertes menstruelles (10 à 15 mg de fer perdu par jour pendant les règles) et, pendant la grossesse, des besoins du fœtus en hémoglobine. Conséquence : on estime que 20 % des femmes dans les pays occidentaux présentent une certaine forme d'anémie (ferriprive), liée à ce déficit en fer. Cette anémie touche virtuellement toutes les femmes qui viennent d'accoucher, si une supplémentation en fer n'est pas alors prescrite.

Suppléments

Plusieurs suppléments multivitamines/multiminéraux contiennent du fer (sulfate ferreux à 10 mg pour Quotivit ; fumarate ferreux à 1,08 mg pour la préparation des laboratoires Lederle, qui proposent aussi une version enrichie à 27 mg). Les sels ferreux sont absorbés à 10 ou 20 % par l'organisme. L'assimilation du gluconate de fer est meilleure que celle du sulfate de fer.

Des suppléments spécifiques existent, mais **il est déconseillé d'entreprendre une supplémentation en fer hors avis et suivi médicaux** (voir ci-dessous). L'erreur de nombreuses personnes est de confondre anémie avec anémie ferriprive : toutes les anémies ne sont pas liées à un déficit en fer. En réalité, et à supposer que votre alimentation comprenne suffisamment de fruits frais, de légumes secs, de viandes, une supplémentation exclusive ne s'impose guère, hors grossesse, allaitement, et certaines infections rhinopharyngées à répétition chez l'enfant (une carence en fer est présente dans la plupart des cas). Adressez-vous à votre médecin.

Sachez que l'absorption du fer est problématique : 8 % seulement du fer ingéré est absorbé au niveau intestinal. Les vitamines C et E ainsi que le calcium favorisent cette assimilation et doivent donc accompagner les aliments riches en fer ou les suppléments (gluconate), si votre objectif est d'augmenter votre consommation de fer. En revanche, si vous prenez des suppléments de sulfate de fer, sachez que ce dernier détruit la vitamine E ; respectez un délai de 8 heures entre la prise de sulfate de fer et de vitamine E.

Toxicité et précautions d'emploi

L'organisme élimine dificilement le fer qu'il a absorbé, et a tendance à le stocker dans le foie. Les conséquences sont alors parfois plus graves encore que l'anémie due à la carence en fer : risque de cirrhose et de diabète dit « bronzé », tachycardie, risque d'arthrite (par accumulation de fer dans les articulations), risque d'impuissance ou de stérilité. Enfin, si vous perdez du sang par suite d'une maladie telle que le cancer du côlon, une supplémentation en fer peut masquer la réalité et retarder le diagnostic. Les personnes atteintes d'hémochromatose peuvent voir leur condition aggravée par une supplémentation en fer.

Un surdosage peut entraîner les symptômes suivants : constipation, nausées, vomissements. Dans tous les cas, une supplémentation en fer sur une longue période doit être suivie par un médecin.

43. Il combat la fatigue : L'IODE

L'iode intervient dans le fonctionnement de la glande thyroïde (la thyroïde contient les 2/3 de l'iode présent dans le corps) en participant à la formation de deux hormones thyroïdiennes (thyroxine et triiodothyronine). La thyroïde agit à son tour sur le métabolisme (thermogénèse, système cardio-vasculaire, système nerveux, fonction respiratoire, fonction rénale). Un déficit en iode peut donc se traduire par une série de troubles du métabolisme et conduire à l'hypothyroïdisme.

L'iode participe à la conversion du carotène en vitamine A et à la synthèse du cholestérol.

Sources naturelles

Oignons, navets, radis, légumes verts, sel de mer, fruits de mer, algues, ananas.

Propriétés

- Soutient le niveau d'énergie de l'organisme ;
- Favorise la santé de la peau, des cheveux et des ongles ;
- Diminue la nervosité ;
- Favorise la perte de poids.

Besoins

150 µg pour un adulte, 175 à 200 µg pendant la grossesse et l'allaitement.

CARENCES

Goitre (augmentation du volume de la glande thyroïde), hypothyroïdisme, léthargie, prise de poids, baisse de la libido, palpitations, constipation, irritabilité.

SE SOIGNER

Si vous avez constamment froid, votre thyroïde est peut-être en cause et des suppléments d'iode peuvent vous aider. Il existe un moyen simple de savoir si votre thyroïde ne fonctionne pas assez : dès le réveil, placez un thermomètre sous l'aisselle et gardez-le ainsi 10 minutes. Une température inférieure à 36,5° peut être révélatrice d'une thyroïde sous-active. Consultez votre médecin.

SUPPLÉMENTS

La plupart des préparations polyvitaminées contiennent de l'iode (0,15 mg d'iodure de potassium dans Quotivit et Vivamyne par exemple). Une supplémentation spécifique qui irait au-delà de celle apportée par ces produits n'est pas conseillée hors avis médical.

Si le sol de votre région est pauvre en iode, utilisez du sel iodé dans votre cuisine. Sachez aussi que certains aliments interfèrent avec l'assimilation d'iode par la thyroïde (brocolis, choux, cachuètes, farine de soja).

TOXICITÉ

L'iode à l'état naturel (aliments) n'est pas toxique, mais les traitements à base d'iode peuvent l'être.

44. Il régule le rythme cardiaque : LE MAGNÉSIUM

Le magnésium est essentiel à la vie. Il entre dans le métabolisme du glucose et de la vitamine C, mais aussi dans celui de nombreux minéraux (calcium, phosphore, potassium). Il contribue à la production d'énergie au niveau cellulaire, ainsi qu'à la synthèse des protéines. Il joue un rôle capital dans la contraction musculaire, la régulation du rythme cardiaque et la transmission de l'influx nerveux. Sur le plan cardio-vasculaire, le magnésium est un antagoniste du calcium.

Dans le corps, le magnésium est essentiellement présent dans les os, avec calcium et phosphore. C'est grâce au magnésium que l'émail des dents reste résistant.

Sources naturelles

Légumes secs, agrumes, chocolat, amandes, noix, noisettes, figues, pommes, maïs.

Propriétés

– Améliore l'équilibre psychique et émotionnel ;
– Associé au calcium, agit comme un calmant naturel et favorise l'apparition du sommeil ;
– Combat la calcification des vaisseaux et la formation de calculs ;
– Améliore la digestion ;
– Garantit la bonne santé de la prostate ;
– Prévient la formation de calculs rénaux.

Besoins

400 mg par jour et par adulte.

Carences

Les carences en magnésium sont fréquentes. On estime que **50 à 60 % de la population française serait déficitaire en magnésium.** Les carences en magnésium se manifestent par une variété de troubles : perte d'appétit, tremblements, faiblesse musculaire, crises tétaniques, perte de la coordination, irritabilité, insomnie, diarrhée, vomissements... Si vous consommez beaucoup de sucres raffinés, vous avez peut-être une carence en magnésium, car votre corps mobilise ses réserves pour métaboliser les glucides que vous absorbez. La consommation excessive d'alcool, elle, provoque quasi systématiquement un déficit en magnésium.

À noter que certains médicaments peuvent entraîner des carences en magnésium : antibiotiques à base de gentamicine, carbénicilline (Pyopen), ticarcilline (Ticarpen) mais aussi la cisplatine (qui est utilisée dans le traitement de certains cancers) ou encore la ciclosporine (Sandimmun) que l'on emploie pour prévenir les rejets d'organes transplantés.

Se soigner

Plusieurs études cliniques ont montré que **des liens existent entre une carence en magnésium et certaines maladies :** hypertension, troubles de la grossesse, diabète et asthme. On sait aussi qu'une carence en magnésium s'accompagne d'un certain nombre de troubles cardio-vasculaires. L'arythmie cardiaque, en particulier, peut céder à une administration de magnésium. Un déficit en magnésium peut se traduire par des rhinites ou des maux de gorge persistants.

Le magnésium améliore la continence sphinctérienne et on l'utilise parfois pour aider l'enfant atteint d'incontinence nocturne à surmonter ce problème.

Se surpasser

Un comprimé de magnésium (250 à 500 mg) accompagné de calcium (2 fois plus de calcium que de magnésium) et d'un verre de lait tiède au coucher, voilà ce qui peut vous faire retrouver le sommeil et vous aider à abandonner vos somnifères.

Des cures de magnésium (250 à 500 mg en plusieurs prises) pendant 2 à 3 semaines, 5 à 6 fois par an, constituent un excellent moyen de lutte contre le stress.

Suppléments

L'alimentation moderne ne fournirait que 40 % de l'apport quotidien recommandé et des suppléments sont donc conseillés dans les cas suivants : abus des diurétiques, abus d'alcool, alimentation riche en glucides et en lipides, colites, arthroses, états dépressifs, insomnie, irritabilité et stress, pilule.

Le magnésium entre dans la composition de nombreux suppléments multivitamines/multiminéraux (Vivamyne : 100 mg d'oxyde de magnésium ; Pharmaton : 50,7 mg de sulfate de magnésium), mais des suppléments spécifiques existent aussi : Mag 2 (81 mg par ampoule), Magné B6 (48 mg par comprimé ou 100 mg par ampoule).

Il est préférable de prendre des suppléments avant les repas ou entre les repas car le magnésium combat l'acidité gastrique (et pourrait, s'il est pris après les repas, perturber la digestion). Une association vitamine B6/magnésium favorise l'assimilation de ce dernier. Par contre, la vitamine D, en se liant au magnésium, en favorise l'excrétion.

Toxicité et précautions d'emploi

Il y a risque de toxicité si vous prenez des quantités importantes de magnésium (1 000 mg et plus par jour) sur de longues périodes, alors que votre consommation de calcium et de phosphore est également élevée.

Si vous souffrez d'insuffisance rénale grave, les suppléments de magnésium sont contre-indiqués. Si vous prenez des tétracyclines par voie orale, respectez un délai de 3 heures avec la prise de magnésium.

45. Il combat les allergies (2) : LE MANGANÈSE

Le manganèse intervient dans l'activité de nombreuses enzymes impliquées dans la protection des cellules contre les radicaux libres. Il participe aussi à la synthèse du tissu conjonctif, à la régulation du glucose, au métabolisme des graisses. Il joue un rôle dans l'activité hormonale, en favorisant la production de lait maternel et de certaines hormones sexuelles. En association avec le PABA (acide para-aminobenzoïque), il stimule l'hypophyse. Le manganèse participe à la formation d'acétylcholine, un neuromédiateur d'une importance capitale (l'acétylcholine est déficitaire chez les personnes atteintes de myasthénies).

Sources naturelles

Céréales, noix, graines, gingembre, feuilles de thé.

Propriétés

- Favorise la guérison de certaines maladies articulaires (arthrites) ;
- Favorise la guérison de certains troubles nerveux (schizophrénie) ;
- Favorise la guérison de certaines allergies (diathèse allergique) ;
- Accroît la mémoire ;
- Améliore la digestion ;
- Participe à la « dépollution » de l'organisme ;
- Accroît la fertilité masculine et combat l'impuissance ;
- Stimule la production de lait maternel.

Besoins

Ils sont mal connus, mais on les situe entre 2 et 6 mg par jour.

Carences

Affections allergiques ORL, troubles et atteintes articulaires, palpitations, tachycardie, irritabilité et agitation, stérilité. Une carence en manganèse diminue souvent la tolérance au glucose, c'est-à-dire la capacité de l'organisme à se débarrasser du glucose en excès, et réduit la sécrétion d'insuline.

Se soigner

Une supplémentation en manganèse a montré son efficacité (souvent de manière spectaculaire) dans les cas suivants : rhume des foins, migraines, asthme d'origine non infectieuse, certains eczémas et urticaires d'origine allergique, arthrite, mauvaise tolérance au glucose. Consultez votre médecin.

Si vous souffrez souvent de vertiges, essayez de consommer plus de manganèse. Si votre mémoire vous trahit, augmentez également votre consommation de manganèse.

Se surpasser

Par son action antioxydante, le manganèse est recommandé à tous ceux qui sont exposés à une formation importante de radicaux libres : fumeurs et leurs conjoints ou voisins, consommateurs d'alcool, citadins. Augmentez votre consommation d'aliments riches en manganèse (buvez du thé par exemple) ou prenez des suppléments polyvitaminés qui contiennent du manganèse.

Suppléments

Le manganèse est présent dans certaines préparations à base de vitamines et de minéraux (7,5 mg de sulfate de manganèse dans Vivamyne).

Des doses importantes de calcium et de phosphore augmentent les besoins en manganèse.

Toxicité

Pas de toxicité connue, mais risque d'hypertension à fortes doses.

46. Il fournit de l'énergie au corps : LE PHOSPHORE

Le phosphore du corps est essentiellement présent dans le squelette, où il est associé au calcium dans la proportion de 1 part de phosphore pour 2,5 parts de calcium (c'est le deuxième minéral le plus abondant dans le corps). Le phosphore joue un rôle majeur dans le métabolisme du calcium.

Le phosphore est aussi l'un des constituants de la membrane cellulaire ; il fournit à la cellule de l'énergie sous la forme d'adénoside triphosphate (ATP). Il est essentiel à la synthèse des phospholipides, tels que la lécithine, qui transportent les graisses à travers le corps.

Le phosphore est un des constituants des nucléoprotéines qui transportent notre code génétique. Il entre aussi dans la composition de la myéline, une substance qui recouvre les nerfs.

Sources naturelles

Lait, fromages, fruits secs, viande, poisson, œufs. Les boissons gazeuses de type « soft drinks » contiennent des doses très importantes d'acide phosphorique.

Propriétés

– Fournit de l'énergie à l'organisme ;
– Favorise le bon fonctionnement des reins ;
– Participe à la régularité du rythme cardiaque ;
– Permet la croissance du corps.

Besoins

1 000 mg par jour sont recommandés pour un adulte.

Carences

Elles sont parfois asymptomatiques. Les signes suivants doivent cependant faire penser à une carence en phosphore : fourmillements des extrémités, diminution des réflexes, faiblesse musculaire, respiration irrégulière.

Les carences vraies sont rares. En effet, notre alimentation est riche en phosphates (charcuterie, additifs) et en phosphore. Cependant, si vous souffrez de troubles digestifs chroniques (pancréatite, diarrhées), l'assimilation du phosphore au niveau de la muqueuse sera incomplète et une carence peut s'installer. De la même manière, les antiacides gastriques (Maalox) à base d'aluminium ou de magnésium interfèrent avec l'assimilation du phosphore. Enfin, les traitements riches en fer ont également un effet antagoniste vis-à-vis du phosphore. Le sucre perturbe l'équilibre calcium/phosphore et doit donc être considéré comme un ennemi de ce dernier.

Se soigner

Des résultats remarquables sont obtenus avec le phosphore dans les cas suivants : déminéralisation osseuse, ostéoporose, spasmophilie, contractures musculaires.

Se surpasser

Le phosphore peut vous être utile dans les situations de surmenage intellectuel, la préparation d'un examen par exemple. En effet, le phosphore participe à l'excitabilité neuromusculaire et **une supplémentation se traduit souvent par une augmentation de la vigilance.**

Suppléments

Le phosphore est absent des préparations polyvitaminées habituelles. Des suppléments existent cependant, à base d'acide phosphorique (Phosoforme, Phosma-hématoporphyrine, Phosovéol vitamine C, Phosarome). Il est préférable d'accompagner toute supplémentation en phosphore (ou tout régime riche en protéines, bodybuilders par exemple) par une prise de calcium et de vitamine D, ces deux nutriments facilitant l'assimilation du phosphore.

Toxicité et précautions d'emploi

Pas de toxicité connue, mais l'acide phosphorique (contenu dans certaines préparations) peut avoir des effets indésirables si vous souffrez d'ulcère ou de lithiase urique.

Malgré tout, une supplémentation au long cours de phosphore n'est pas recommandée, sauf avis médical. En effet, un excès de phosphore a pour conséquence de mobiliser (pour son assimilation) une quantité de calcium importante, ce qui risque de se traduire par une aggravation de l'état initial (ostéoporose par exemple). **Si vous consommez quotidiennement des soft drinks ou des crèmes glacées, votre organisme reçoit probablement trop de phosphore, ce qui accroît le risque d'ostéoporose** qui guette toutes les femmes après la ménopause.

Après 40 ans, les reins ont plus de mal à excréter le phosphore absorbé. Le phosphore a alors tendance à s'accumuler, ce qui mobilise les réserves du corps en calcium et se traduit à la longue par une carence en calcium. Si vous avez plus de 40 ans, veillez à ne pas consommer trop de phosphore : réduisez par exemple la part des viandes dans votre alimentation, mangez plus de légumes, buvez du lait.

47. Il favorise les bons réflexes : LE POTASSIUM

Le potassium du corps a une action sur l'excitabilité neuromusculaire, la régularité du rythme cardiaque et la teneur en eau de l'organisme. Il contribue également au métabolisme des protéines.

Le potassium est présent dans le liquide intracellulaire. Il participe au maintien de l'équilibre sodium/potassium et stimule le fonctionnement des reins ainsi que la sécrétion d'insuline.

Sources naturelles

Bananes, pommes de terre, volaille, poisson, abricots, tomates.

Propriétés

– Favorise la vigilance en augmentant l'apport d'oxygène au cerveau ;
– Régule la tension artérielle ;
– Combat les troubles neuromusculaires (crampes) ;
– Aide les diabétiques en stimulant la sécrétion de l'insuline.

Besoins

Ils ne sont pas définis de manière précise, mais on les estime à 1 à 5 grammes par jour.

Carences

Les carences en potassium sont principalement dues à l'alcoolisme et à l'abus de diurétiques ou de laxatifs. Si vous êtes un gros consommateur de café ou de sucres raffinés, vous présentez peut-être un déficit en potassium. À noter qu'un déficit peut s'installer avec la prise de corticoïdes sur une longue période ; demandez à votre médecin de vérifier votre taux de potassium dans le sang.

Les symptômes d'une hypokaliémie sont les suivants : fatigue, crampes musculaires, paralysies, hypertension, arythmie cardiaque.

Se soigner

L'hypertension est souvent moins due à un excès de sodium qu'à un déséquilibre entre sodium et potassium. En contribuant à augmenter l'excrétion urinaire de potassium, les diurétiques ont parfois des conséquences inverses à celles recherchées : aggravation du déséquilibre sodium/potassium et maintien de l'hypertension. La solution passe par la prescription de diurétiques épargneurs de potassium ou par une supplémentation.

Si vous souffrez d'hypertension légère, sachez qu'**un régime riche en potassium (ou une supplémentation) entraînera dans la plupart des cas une baisse de votre pression artérielle.** Interrogez votre médecin à ce sujet avant d'envisager la prise d'antihypertenseurs.

Se surpasser

Une fatigue générale associée à une diminution des réflexes, qui s'installe à la suite d'un régime pauvre en glucides, est souvent le signe d'une carence en potassium. **Une supplémentation vous fera rapidement retrouver tonus et vitalité.**

Suppléments

Vous trouverez du potassium dans la quasi-totalité des suppléments polyvitaminés vendus aux États-Unis. Il y est en général dosé à 9 mg. En France, seules certaines préparations en contiennent (Vivamyne : 7,5 mg de sulfate de potassium).

Vous pouvez vous procurer librement des sels de potassium. Kaleorid Leo propose par exemple des comprimés dosés à 572 mg de chlorure de potassium. Cependant, il est préférable d'envisager tout traitement sous contrôle médical.

Les suppléments sont recommandés en cas de diarrhée excessive, prise de certains diurétiques, régime amaigrissant.

Toxicité et précautions d'emploi

Il existe des contre-indications à une supplémentation en potassium ; elles sont liées à certaines pathologies (insuffisance rénale, diabète) ou à la prise de médicaments (diurétiques épargneurs de potassium, inhibiteurs de l'enzyme de conversion : certains hypertenseurs). D'une manière générale, **il est toujours préférable de prendre des suppléments de potassium sous contrôle médical,** pour éviter l'hyperkaliémie, qui peut être fatale.

Au-delà de 25 g, le chlorure de potassium est toxique.

48. Il protège contre le cancer : LE SÉLÉNIUM

Le sélénium peut faire énormément pour vous. On commence seulement à entrevoir toutes les propriétés thérapeutiques de ce nutriment essentiel.

Le sélénium intervient en synergie avec la vitamine E dont il renforce justement les propriétés antioxydantes. Il entre lui-même dans la composition d'une enzyme (glutathion peroxydase, ou GTP) qui détruit les radicaux libres. Le sélénium protège contre les effets toxiques de métaux tels que le cadmium, le mercure, le plomb et l'arsenic. Son action sur le système immunitaire est en cours d'évaluation, mais l'on sait déjà qu'une carence en sélénium entraîne une baisse des défenses immunitaires (voir ci-dessous).

Le sélénium est concentré chez l'homme dans les glandes sexuelles et est excrété lorsqu'il y a éjaculation.

Sources naturelles

Céréales complètes, germes de blé, levure de bière, ail, oignons, fruits, certains poissons (thon).

Propriétés

- Retarde le vieillissement ;
- Action purifiante (métaux, tabac, alcool, polluants) ;
- Renforce l'immunité ;
- Détruit certaines cellules cancéreuses, prévient l'apparition de cancers ;
- Protège contre les troubles cardio-vasculaires ;
- Prévient l'apparition de maladies auto-immunes (arthrites rhumatoïdes et sclérose en plaques) ;
- Lutte contre l'impuissance et la stérilité ;
- Améliore la santé et la beauté de la peau et des cheveux (traitement externe des états pelliculaires).

Besoins

Ils sont encore mal connus, mais se situeraient autour de 60 µg pour les femmes et 80 µg pour les hommes, quotidiennement. L'Institut Américain du Cancer recommande une dose quotidienne de 200 µg pour prévenir l'apparition du cancer.

Carences

Signes de carence : fatigue, susceptibilité aux infections, vieillissement prématuré, prédisposition au cancer.

Il existe une corrélation entre des taux faibles de sélénium et la fréquence d'apparition de cancers gastro-intestinaux et de la prostate. Par ailleurs, dans les régions dont le sol est pauvre en sélénium, on a noté une plus grande incidence de certains cancers (sein, côlon) ainsi qu'une fréquence plus importante d'affections cardio-vasculaires. Enfin, un régime sans sélénium entraîne chez l'animal l'apparition de cataracte.

Se soigner

Chez l'animal, une supplémentation en sélénium stoppe la progression de certains cancers. **Il semble bien que le sélénium stimule toutes les composantes du système immunitaire,** à condition que les doses proposées restent modérées. En effet, le sélénium à fortes doses (plus de 500 µg) est toxique. L'action anti-cancéreuse du sélénium fait actuellement l'objet de nombreuses études, mais il n'est pas interdit de penser qu'une supplémentation régulière et adéquate de sélénium permet effectivement de diminuer le risque d'apparition de cancers. Ainsi, **l'Institut Américain du Cancer estime que la consommation de 200 µg de sélénium par jour permettrait de diminuer de 70 % le risque de cancer !**

Le sélénium est conseillé dans toutes les situations où la production de radicaux libres est anormalement élevée : abus d'alcool, abus de tabac, environnement toxique (smog).

Se surpasser

Une étude menée à l'Université de San Diego (Californie) auprès d'une équipe de nageurs de fond vient de montrer que l'association sélénium/vitamine E permettait d'augmenter les performances de 10 à 15 % après 6 semaines de supplémentation (vitamine E : 800 UI, sélénium : 50 µg). **Une supplémentation en sélénium (50 à 100 µg) est donc particulièrement indiquée pour les sportifs,** mais aussi tous ceux dont la résistance et l'endurance diminuent, personnes âgées par exemple.

Des suppléments de sélénium (100 à 200 µg par jour) améliorent toutes les fonctions sexuelles.

Suppléments

Il existe en pharmacie des ampoules buvables de sélénium (Granions de sélénium) dosées à 960 µg, ce qui semble excessif. Vous trouverez aussi du sélénium dans Celnium (50 µg) et Sélénium Microsol (40 µg). L'effet du sélénium sera renforcé par une prise simultanée de vitamine E (400 à 800 UI).

Toxicité

Des nausées, des étourdissements peuvent être le signe que votre consommation de sélénium est trop élevée. Au-delà de 500 µg par jour, le sélénium est toxique.

49. Il améliore la vie sexuelle : LE ZINC

Voici le minéral qui fait l'objet du plus grand nombre de recherches. Le zinc a une importance biochimique considérable. Il participe à la synthèse des protéines, de l'ADN et de l'ARN, est indispensable au développement des organes de la reproduction, entre dans la composition de deux cents enzymes, gouverne la capacité de contraction des muscles, favorise la régulation du taux du sucre dans le sang et la sécrétion de l'insuline. Et ce n'est pas tout : le zinc est un puissant antioxydant qui participe au fonctionnement du système immunitaire, accélère la guérison des blessures, maintient nos capacités visuelles, gustatives et olfactives. Le zinc neutralise le cuivre lorsqu'il est en excès et élimine le cadmium (présent dans les cigarettes).

Sources naturelles

Huîtres, coquillages, viande, jaune d'œuf, levure de bière, haricots.

Propriétés

- Prévient et guérit les problèmes prostatiques ;
- Prévient et guérit les problèmes de fertilité masculine ;
- Favorise la croissance ;
- Stimule l'immunité ;
- Entre dans le traitement de l'acné ;
- Restaure les pertes de goût, d'odorat ou certaines baisses de la vision ;
- Réduit le risque d'athérosclérose et diminue le taux de cholestérol ;
- Diminue l'incidence des allergies ;
- Antidépresseur naturel.

Besoins

15 mg par adulte et par jour, mais 30 mg pendant la grossesse et 40 pendant l'allaitement. Certains spécialistes, comme les docteurs américains Schroeder et Davis, recommandent de prendre 200 mg par jour pendant la grossesse.

Carences

La consommation de diurétiques et d'alcool provoque des carences en zinc : l'alcool interfère avec l'absorption et le métabolisme du zinc (l'organisme ne métabolise ordinairement que 10 % du zinc présent dans l'alimentation et ce chiffre est encore diminué en présence d'alcool) tandis que les diurétiques favorisent l'excrétion du zinc présent dans le corps. Les maladies intestinales, certaines maladies rénales peuvent créer une carence en zinc.

Si vous suivez un régime à dominante végétarienne, vous présentez certainement une carence, même modérée, en zinc. En effet, le zinc contenu dans les protéines animales est mieux assimilé que le zinc contenu dans les végétaux.

Une carence en zinc se manifeste par une cicatrisation difficile, une sensibilité aux infections, des ongles cassants ou tachés de points blancs, de l'acné, la perte de l'appétit, une susceptibilité aux allergies. Dans les cas de carence grave, on constate un retard de croissance chez l'enfant, des anémies, une atrophie des organes sexuels, certaines formes d'impuissance et de stérilité.

Se soigner

La prostate contient des quantités importantes de zinc et de nombreuses études ont confirmé le lien entre zinc et santé de la prostate. Une étude a montré que lorsque le taux de zinc était de 35 % inférieur à la normale, on constatait une augmentation du volume de la prostate, avec blocage de l'urètre. Avec un déficit en zinc de 45 %, on a noté une inflammation de la prostate (prostatite). À partir de 65 %, il y a apparition de cancer. Les problèmes de prostate sont fréquents après 45 ans, mais c'est avant cet âge que se décide la santé de cet organe. Trop de cigarettes, de caféine et d'alcool font peser un risque sur la prostate. Des suppléments de zinc peuvent prévenir et même guérir certains troubles de la prostate. **Si vous souffrez de prostatite, prenez 50 mg de gluconate de zinc, 3 fois par jour, avec 2 cuillerées de lécithine et un supplément polyvitaminé contenant bêta-carotène, vitamines B6 et B12.** Pour prévenir les troubles de la prostate, faites des cures de gluconate de zinc (avec des vitamines du groupe B), par exemple 15 à 50 mg par jour.

Vous pouvez aussi utiliser une supplémentation en zinc pour prévenir ou venir à bout d'un nombre considérable de troubles :

– Résistance aux infections : **en prévention ou traitement des rhumes et de la grippe (15 à 50 mg, 3 fois par jour) ;**

– Accélération des cicatrisations : **après une intervention chirurgicale par exemple ou pour de simples coupures (15 à 50 mg par jour) ;**

– Soins des ongles : **pour remédier au problème des ongles cassants ou faire disparaître les taches blanches sur les ongles (15 à 50 mg par jour) ;**

– Soins de la peau : **traitement de l'acné (15 à 50 mg, 3 fois par jour) ;**

– Retards de croissance : des suppléments de zinc donnés à des enfants de petite taille peuvent provoquer une croissance importante (voir votre médecin) ;

– Traitement du diabète (voir votre médecin) ;

– Traitement de la stérilité masculine et de l'impuissance : **des résultats spectaculaires ont déjà été obtenus (50 à 150 mg par jour, avec des suppléments de B6) ;**

– Traitement de régulation de la menstruation (zinc et B6, voir ci-dessus) ;

– Traitement des ulcères induits par les traitements à base de cortisone ;

– Diminution du goût et de l'odorat : des suppléments de zinc peuvent rétablir ces fonctions.

Les indications thérapeutiques du zinc sont loin d'être toutes connues et des travaux sont en cours, notamment sur le rôle du zinc dans la stimulation du système immunitaire. On pense notamment qu'il favorise l'activité des globules blancs et pourrait aider le corps à lutter contre certains virus (herpès). Un déficit en zinc, à l'inverse, pourrait favoriser l'apparition de cellules pré-cancéreuses. L'équipe du docteur Wilson, au Howard Hughes Institute de Houston, a démontré (juin 1991) que l'adénosine déaminase, enzyme clé qui maintient les fonctions de défense du système immunitaire, ne peut agir qu'en présence de zinc, ce qui démontre le rôle majeur que joue ce minéral dans l'immunité.

Se surpasser

Les applications du zinc dans la recherche du bien-être physique et mental sont considérables. Des suppléments de zinc diminuent l'effet toxique du cadmium et ceci est important si vous fumez (les fumeurs accumulent le cadmium dans le corps, ce qui conduit souvent à de l'hypertension). **Le zinc améliorera l'état de votre peau, vous apportera plus d'énergie et agira comme relaxant naturel.** Essayez des suppléments de 15 à 50 mg par jour, sur des périodes de 3 semaines environ.

Sur le plan sexuel, des suppléments de zinc (50 mg, avec 200 à 400 UI de vitamine E, 1 à 3 fois par jour) peuvent faire la différence entre une nuit... torride et une nuit comme les autres.

Suppléments

Les cultures intensives contribuent à appauvrir les sols en minéraux et la teneur en zinc de nombreux aliments courants n'a cessé de diminuer depuis des décennies. Par ailleurs, le raffinage, le conditionnement entraînent une déperdition supplémentaire. Les suppléments constituent donc une bonne réponse à ces déficits.

Vous trouverez en pharmacie du gluconate de zinc dosé à 15 mg par gélule (Rubozinc, destiné par le laboratoire au traitement de l'acné). Malheureusement le prix de cette spécialité est prohibitif (46 F pour 30 gélules). Votre pharmacien peut aussi vous préparer des gélules dosées à votre convenance (compter environ 0,50 F le gramme, mais comme les prix sont libres, à vous de négocier !). La meilleure solution reste de faire (faire) votre shopping aux USA : les supermarchés Vons commercialisent du gluconate de zinc à un prix intéressant (100 comprimés de 50 mg vendus 6 $ environ). Le zinc est présent dans les bonnes préparations polyvitaminées.

Des suppléments sont recommandés dans les cas suivants : consommation d'alcool, de caféine (café, thé, sodas), de tabac, vieillesse (prendre zinc et manganèse pour prévenir la sénilité), problèmes de prostate, grossesse, allaitement, transpiration excessive (sportifs, attention), traitements à base de diurétiques. Une supplémentation augmente les besoins en vitamines A, B6 et B12.

Toxicité et précautions d'emploi

Pas de toxicité, mais il n'est pas recommandé de dépasser des doses de 150 mg par jour. Prenez vos suppléments de zinc de préférence loin des repas (à jeun ou entre les repas) ; pendant le traitement, il est possible que vous ressentiez quelques manifestations gastro-intestinales, mais elles sont mineures et sans conséquence.

Le zinc ne doit pas être pris avec les tétracyclines, ni en association avec les pansements gastriques alcalins. De même évitez de prendre du zinc avec des aliments riches en acide phytique (pain complet, germes de soja, grains de maïs) qui inhibent l'absorption du zinc.

3
Des acides aminés pour se soigner et se surpasser

Après l'eau, les protéines (qui sont constituées par les acides aminés) sont les substances les plus nombreuses que l'on trouve dans le corps. Les protéines rentrent dans la composition de virtuellement tous les constituants de votre organisme : on les trouve dans les muscles et les tissus, bien sûr, mais aussi les enzymes, les hormones, le sang et les anticorps.

Les protéines sont à la fois les matières premières et les pièces détachées du corps. Il les utilise pour se développer, s'autoréparer et comme source d'énergie. Lorsque vous mobilisez vos biceps dans le cadre d'un programme de musculation, ce sont les protéines qui assurent la croissance du muscle. Les protéines servent aussi à remplacer ou à régénérer les cellules qui disparaissent. Enfin, le corps puise dans ses protéines pour se procurer de l'énergie lorsqu'il est à court de glucides.

50. Combien de protéines faut-il consommer ?

Tout dépend de votre âge, de votre poids et de votre activité. Vous pouvez déterminer facilement la quantité quotidienne de protéines (en grammes) qui vous est nécessaire en multipliant votre poids par :

– 0,9 si vous avez entre 15 et 19 ans ;

– 0,8 si vous avez 20 ans et plus.

Exemple : vous avez 30 ans et pesez 75 kilos. Vos besoins quotidiens sont de : 75 x 0,8 = 60 grammes.

Il y a fort à parier que votre alimentation actuelle vous procure beaucoup plus de protéines que vous n'en avez besoin. Que deviennent ces protéines en surplus ? Le corps les transforme en graisses et en glucides s'il n'est pas capable de les utiliser (1 gramme de protéines équivaut à 4 calories). **Un excès de protéines se traduit donc généralement par un excès de graisses dans le corps.**

Seuls les bodybuilders et les sportifs qui font appel à la musculation pour progresser dans leur discipline ont des besoins en protéines supérieurs à la normale. Si vous êtes dans ce cas, vous trouverez dans les magasins spécialisés (ou par correspondance, dans les revues de musculation) des suppléments de protéines qui se présentent sous la forme de poudres et de liquides. Ces suppléments sont fabriqués à partir de soja, de levure de bière, d'œufs ou de produits laitiers. Quatre cuillères à soupe de poudre apportent autant de protéines qu'un steak de 200 grammes.

51. Pourquoi il ne faut pas en abuser

Il y a des dangers à fournir trop de protéines à l'organisme, que ce soit par l'alimentation ou la supplémentation. Après avoir été assimilées et synthétisées par le corps, les protéines libèrent de l'urée et de l'ammoniaque, deux substances toxiques qui doivent être traitées et éliminées par le foie et les reins. Plus il y a de protéines, plus ces deux organes sont sollicités, parfois jusqu'à la défaillance. Les troubles qui touchent foie et reins sont alors rendus encore plus aigus par l'impossibilité dans laquelle se trouve le corps de se débarrasser des substances toxiques... On sait aussi qu'une consommation excessive de viande peut conduire à l'apparition de cancers digestifs (côlon), de troubles cardiaques et d'arthrites.

Un régime riche en protéines se traduit souvent par la présence abondante de bactéries putréfactives dans les intestins. C'est pourquoi il est recommandé d'accompagner toute supplémentation (ou toute consommation excessive de viandes) d'un apport accru de fibres (légumes, fruits) et d'eau. Il n'est pas non plus inutile d'augmenter sa consommation de minéraux. En effet, le corps a tendance à produire plus d'urine pour éliminer les résidus du métabolisme des protéines, lorsque ceux-ci sont en excès. Disparaissent avec eux de nombreux minéraux essentiels, tels le magnésium ou le potassium.

52. Protéines et acides aminés

Les protéines sont elles-mêmes constituées de molécules appelées acides aminés. Les acides aminés sont ce qu'il reste des protéines après la digestion. L'organisme va utiliser ces petits morceaux pour entretenir et réparer les cellules, construire de nouveaux tissus, fabriquer des enzymes...

Les acides aminés se combinent entre eux sous forme de chaînes. Il existe des milliers de combinaisons possibles et chacune d'entre elles correspond à un type de protéine : protéine des os, des cheveux, des ongles, etc. Ces combinaisons ne se font pas au hasard. Elles sont commandées et organisées par deux « superviseurs » : l'ADN (acide désoxyribonucléique) et l'ARN (acide ribonucléique). L'ADN contient le code génétique (ce qui vous différencie des autres humains), les instructions qui gouvernent le processus de reproduction cellulaire, tandis que l'ARN agit comme « messager » en transmettant ces instructions à la cellule, là où intervient la synthèse des protéines.

53. Les 24 acides aminés

On connaît 24 acides aminés. Huit d'entre eux sont dits « essentiels », non parce qu'ils sont plus indispensables que les autres, mais parce qu'ils ne peuvent être fabriqués par l'organisme et doivent donc être apportés par l'alimentation.

Voici les 8 acides aminés essentiels :

Isoleucine	Phénylalanine
Leucine	Thréonine
Lysine	Tryptophane
Méthionine	Valine

Et voici les 16 autres acides aminés connus :

Acide aspartique	Glutamine
Acide glutamique	Glycine
Alanine	Histidine
Arginine	Ornithine
Asparagine	Proline
Carnitine	Sérine
Cystéine	Taurine
Cystine	Tyrosine

Les acides aminés sont composés de carbone, d'hydrogène, d'oxygène, d'azote, de soufre et de fer.

54. Quelles protéines consommer ?

Pour que la synthèse des protéines soit complète, celles-ci doivent contenir simultanément (au cours du même repas) et dans les bonnes proportions les 8 acides aminés essentiels. Si l'un seulement de ces acides aminés est absent ou s'il est largement moins présent que nécessaire, la synthèse des protéines s'en trouve affectée. Supposons par exemple que vous preniez un bol de céréales qui contient tous les acides aminés essentiels dans les proportions requises, mis à part la phénylalanine dont la proportion est inférieure de moitié à ce qui est nécessaire. Dans ce cas, votre organisme n'utilisera les autres acides aminés qu'à 50 %.

Les protéines qui contiennent ces 8 acides aminés essentiels dans les proportions idéales pour satisfaire les besoins de l'organisme sont dites « complètes ». Vous les trouverez dans les œufs (protéines complètes à 94 %, soit quasiment l'équilibre parfait entre les acides aminés essentiels), mais aussi le lait de vache (82 %), le poisson (80 %), le fromage (70 %), la viande (67 %), le soja (65 %), la levure de bière, les germes de blé, les céréales complètes, le pollen.

Les autres protéines sont dites « incomplètes ». La plupart des végétaux sont constitués de protéines « incomplètes ». Voilà pourquoi les régimes strictement végétariens s'accompagnent souvent de carences. Si votre alimentation est exclusivement végétarienne, assurez-vous toutefois d'y inclure par exemple de la levure de bière ou des protéines de soja.

C'est en combinant des aliments à protéines incomplètes et des aliments à protéines complètes qu'on peut optimiser l'apport des acides aminés essentiels (un peu comme lorsqu'on met en contact une prise mâle et une prise femelle). Chacun de nous se livre d'ailleurs à ce petit exercice en associant au hasard plusieurs aliments différents au cours d'un repas, mais il est possible de tirer le maximum de ces combinaisons. Par exemple, un verre de lait pris avec des céréales peut doubler ou tripler la valeur protéique des céréales car le lait « apporte » aux céréales la lysine et l'isoleucine qui leur manquent : du coup l'ensemble céréales-lait devient un aliment à protéines complètes. Voici d'autres combinaisons idéales :

- Levure de bière et tous les végétaux ;
- Laitages et tous les végétaux (tomates et mozzarella, par exemple) ;
- Riz et petits pois (riz cantonais) ;
- Haricots et maïs (tortillas) ;
- Riz et lentilles.

55. Peut-on se soigner et se surpasser avec les acides aminés ?

Les études sur l'action thérapeutique des acides aminés se sont multipliées au cours des dernières années. En vérité, ce domaine est l'un des plus prometteurs de la recherche actuelle sur les nutriments.

On sait par exemple que tous les neuromédiateurs (substances chimiques qui véhiculent les émotions, les sentiments, les pensées, le comportement) sont constitués d'acides aminés et que la présence ou l'absence de ces derniers dans l'alimentation a une influence directe sur le comportement. Des suppléments d'acides aminés (L-tyrosine, L-tryptophane, L-phénylalanine) sont utilisés dans les cures de désintoxication, le traitement de la dépression et pour réduire le stress. Les acides aminés sont aussi des antioxydants efficaces. La cystéine, par exemple, s'oppose aux dégradations occasionnées par les radicaux libres.

Au même titre que les vitamines et les minéraux, les acides aminés ont fait une entrée en force dans la panoplie des suppléments utilisés par les sportifs. Les bodybuilders ont été les premiers à consommer de la L-carnitine, un acide aminé qui favorise le métabolisme des graisses. La L-carnitine est maintenant proposée dans les traitements amaigrissants.

Vous trouverez des suppléments d'acides aminés en pharmacie ou par correspondance dans certaines revues de culture physique (*Muscle & Fitness*). Il est préférable de prendre en même temps des suppléments de vitamine B6 ou B3, qui améliorent l'assimilation de ces acides aminés. Sachez enfin que des suppléments d'acides aminés ne constituent pas une forme de nourriture et ne peuvent pas se substituer aux protéines de l'alimentation.

56. Un somnifère naturel : TRYPTOPHANE

C'est un acide aminé essentiel qui est converti par l'organisme en sérotonine, une substance chimique du cerveau dont les effets calmants sont bien connus.

Sources naturelles

Lait et laitages.

Propriétés

– Antidépresseur naturel ;

– Somnifère naturel ;

– Anxiolytique naturel ;

– Combat la dépendance vis-à-vis de l'alcool, de la cocaïne, des amphétamines ;

– Augmente la tolérance à la douleur.

Carences

Elles sont fréquentes chez les personnes qui abusent d'alcool et de drogues diverses. Ces carences en tryptophane entraînent à leur tour une baisse du niveau de sérotonine dans le cerveau. Conséquences : troubles du sommeil et de la mémoire, dépression, troubles du comportement et parfois hallucinations. L'expérimentation animale montre bien que si l'on administre de l'alcool à des rats et à des babouins, le taux de L-tryptophane diminue.

Se soigner

Les effets sédatifs du tryptophane sont connus depuis longtemps. Ils ont fait l'objet de nombreuses expériences. Une supplémentation de L-tryptophane accélère l'arrivée du sommeil sans troubler le sommeil lui-même ni perturber le réveil (ce qui n'est pas le cas des somnifères).

D'autres expériences ont montré qu'une administration de L-tryptophane permettait de réduire la douleur, dans le cas de migraines et de douleurs dentaires (École de chirurgie dentaire de l'Université de Temple, USA).

Dans le traitement de la dépression, le L-tryptophane a obtenu de meilleurs résultats que l'imipramine, une molécule qui entre dans la composition d'un médicament largement utilisé (Tofranil), et qui présente par ailleurs certains effets indésirables.

Se surpasser

Une étude menée à l'Université de San Diego en 1987 a montré l'intérêt du L-tryptophane pour combattre les effets du décalage horaire. 50 Marines de l'armée américaine qui devaient se rendre de San Diego à Okinawa (8 fuseaux horaires à traverser) furent divisés en deux groupes égaux. Le premier groupe reçut un supplément de L-tryptophane pendant le vol et au cours des trois soirs qui suivirent, tandis que les membres du deuxième groupe recevaient un placebo. Les soldats du premier groupe dormirent en moyenne 30 % plus longtemps que les autres pendant le voyage et au cours des deux nuits qui suivirent. Leurs performances physiques (mesurées le lendemain de l'arrivée) furent aussi nettement plus élevées que celles de leurs compagnons.

Suppléments

Le L-tryptophane est interdit en tant que supplément depuis novembre 1989 aux États-Unis et depuis janvier 1990 en France (un arrêté du 14 mai 1991 prolonge cette interdiction d'un an). On soupçonne en effet le L-tryptophane de provoquer un syndrome d'éosinophilie-myalgie, parfois mortel. En réalité, ces troubles seraient dus à un agent contaminant entrant dans la fabrication des produits à base de L-tryptophane et non au L-tryptophane lui-même. Il faut savoir en effet que le L-tryptophane est produit quasi exclusivement par un laboratoire japonais (Showa-Denko, 75 % du marché) ; c'est le procédé de fabrication qui est actuellement l'objet des investigations les plus sérieuses, après avoir été mis en cause par le Center for Disease Control d'Atlanta.

Bizarrement, le L-tryptophane reste autorisé dans les médicaments (à l'exception des préparations magistrales) ; les aliments de régime pour enfants en bas âge ; les aliments hypoallergéniques pour nourrissons ; les préparations diététiques pour nourrissons ; les mélanges nutritifs pour alimentation liquide spéciale.

Il est cependant préférable d'éviter de prendre des suppléments de L-tryptophane tant qu'il ne sera pas établi que ces produits sont totalement inoffensifs. On trouvait avant l'interdiction des gélules dosées à 250 ou 500 mg. Vous pouvez adopter ces quantités comme bases quotidiennes si l'interdiction est levée au moment où vous lirez ces lignes.

En attendant, il est judicieux d'augmenter votre consommation de lait chaque fois que vous chercherez à bénéficier des effets du L-tryptophane :

– Pour dormir, prenez un ou deux verres de lait avant de vous coucher, ainsi qu'un complément de B6 (50 mg), de B3 (50 mg) et de magnésium ;

– Si vous souffrez de migraines, un ou deux verres de lait, un comprimé de B3 (50 à 100 mg) ou de complexe vitaminique B, plus du calcium (1 000 mg) et du magnésium (500 mg) ;

– Et pourquoi ne pas emporter une bouteille de lait (et des vitamines B dosées à 100 mg ainsi que de la vitamine E : 400 UI, deux fois par jour) lors d'un prochain voyage, pour combattre le décalage horaire ?

57. Un antidépresseur naturel : PHÉNYLALANINE

La phénylalanine est un acide aminé essentiel qui est transformé par l'organisme en dopamine, noradrénaline (version cérébrale de l'adrénaline) et adrénaline, trois substances chimiques qui jouent un rôle majeur dans la transmission des impulsions nerveuses entre le cerveau et les cellules réceptrices de ces impulsions.

La phénylalanine (PA) existe sous deux formes de base qui sont l'image-miroir l'une de l'autre, comme peuvent l'être une main droite et une main gauche : la L-phénylalanine ou L-PA (L signifie « lévogyre », c'est-à-dire que dans une solution, cette molécule dévie la lumière vers la gauche) et la D-phénylalanine (D pour « dextrogyre » car cette molécule dévie la lumière vers la droite). La L-PA a une valeur nutritionnelle et thérapeutique alors que la D-PA est un acide aminé non protéique à effet thérapeutique. Une troisième forme, la DL-phénylalanine ou DL-PA, est composée des deux formes de base.

Sources naturelles

Viande, fromages.

Propriétés

– Combat la dépression ;
– Améliore la mémoire et les capacités mentales ;
– Diminue la sensation d'appétit ;
– Diminue la sensation de douleur ;
– Favorise la désintoxication d'alcool et de drogues.

Se soigner

Des études menées à l'Université de Chicago par les docteurs Ehrenpreis et Balagot ont mis en évidence le rôle de la DL-PA dans la lutte contre la douleur. **La DL-PA diminue la douleur en protégeant les endorphines (des hormones qui agissent comme analgésiques naturels) de la destruction par certaines enzymes.** Une supplémentation en DL-PA permet de contrer l'activité enzymatique : les endorphines peuvent alors exercer leur effet narcotique, qui est plus efficace contre la douleur que l'administration d'aspirine ou de morphine. Des patients atteints d'arthrite rhumatoïde, d'ostéoarthrite, de migraines, de douleurs post-opératoires ont vu leur douleur disparaître ou diminuer très sensiblement grâce à la DL-PA.

La DL-PA est aussi un antidépresseur naturel. La DL-PA agit au niveau cérébral en augmentant la sécrétion et les taux de phényléthylamine et de noradrénaline (une diminution de ces deux substances est à l'origine de nombreuses dépressions). **Des suppléments de DL-PA sont, dans de nombreux cas, venus à bout d'états dépressifs qui résistaient aux médications traditionnelles,** et ce, sans effets secondaires ! Mieux, la plupart des patients traités ont pu diminuer leurs doses de DL-PA, voire abandonner le traitement dès l'amélioration constatée sans pour autant voir les symptômes réapparaître.

Se surpasser

On note chez les personnes qui prennent des suppléments de DL-PA **une amélioration des capacités cérébrales :** mémorisation, vivacité de la pensée. Cette amélioration intervient rapidement ; elle s'accompagne souvent d'une augmentation de la libido.

Suppléments

Comme pour la plupart des acides aminés, vous trouverez le meilleur rapport choix/qualité/prix aux États-Unis. Les magasins spécialisés y proposent des acides aminés à différents dosages, soit seuls, soit en association avec d'autres acides aminés. La DL-PA y est généralement dosée à 375 mg, la L-PA à 150, 250 et 500 mg (la phénylalanine existe en gélules et en comprimés ; choisissez les gélules de préférence).

En France, vous trouverez en pharmacie des comprimés dosés à 250 mg de L-phénylalanine (Phényldiet). Vous pouvez aussi demander à votre pharmacien de vous préparer des gélules de L-PA ou de DL-PA à la dose de votre choix. À noter que vous pouvez acheter de la L-PA (et d'autres acides aminés) par correspondance, dans les revues de musculation telle *Muscle & Fitness.*

On traite généralement la douleur à des doses de l'ordre de 2 000 mg de DL-PA par jour, en trois prises (avant les trois repas). Si vous ne constatez aucune amélioration après un mois de supplémentation, interrompez ce traitement ou demandez conseil à votre médecin ou à votre pharmacien. Une amélioration intervient généralement après une dizaine de jours, ce qui autorise une diminution graduelle des doses.

Le traitement des états dépressifs est également réalisé avec des doses de 2 g par jour. Si vous n'avez pas encore eu recours à un antidépresseur, il est préférable, en accord avec votre médecin, d'envisager d'abord une supplémentation de DL-PA. Si vous prenez déjà un antidépresseur, n'interrompez pas brutalement votre traitement : consultez votre médecin pour envisager soit une supplémentation de DL-PA en parallèle, soit un passage progressif à la DL-PA.

Des doses quotidiennes de 250 à 500 mg de phénylalanine (prises entre les repas, avec un liquide) sont suffisantes pour améliorer vos capacités cérébrales.

PRÉCAUTIONS : *La phénylalanine n'est pas toxique pour l'organisme, mais elle ne doit pas être prise par les personnes qui souffrent de phénylcétonurie. Elle est contre-indiquée pendant la grossesse et dans certains types de cancers. Elle ne doit pas être prise avec un traitement antidépresseur aux IMAO.*

Des doses de DL-PA supérieures à 2 g par jour peuvent provoquer insomnie, irritabilité et hypertension ; si votre pression artérielle est élevée, si vous souffrez de troubles car-

dio-vasculaires, consultez votre médecin avant de prendre des suppléments de DL-PA (des doses de départ plus faibles sont recommandées – 100 mg – et la tension doit être contrôlée régulièrement).

58. Un anxiolytique naturel : TYROSINE

La tyrosine est l'acide aminé qu'utilise la glande thyroïde pour produire une hormone importante, la thyroxine. Cette hormone gouverne de très nombreuses fonctions métaboliques et de croissance (métabolisme des graisses, vivacité mentale, croissance des tissus).

La tyrosine est aussi un acide aminé précurseur de deux neuromédiateurs : la dopamine et la noradrénaline, qui participent à la régulation du comportement, favorisent la vivacité cérébrale et combattent les effets du stress. La phénylalanine (voir plus haut) est convertie en tyrosine sous l'action enzymatique ; si cette conversion est contrariée (par déficit enzymatique par exemple), trop peu d'adrénaline est produite et la dépression s'installe. Il n'est donc pas surprenant que les propriétés thérapeutiques des deux acides aminés soient proches.

Sources naturelles

Viande, fromages.

Propriétés

– Anti-stress ;
– Antidépresseur naturel ;
– Favorise la désintoxication et l'indépendance par rapport à la drogue (cocaïne).

Se soigner

Aux USA, la tyrosine est largement employée (en association avec du tryptophane) dans les cures de désintoxication. Il semble en effet que la cocaïne augmente dans un premier temps la sécrétion de dopamine dans le cerveau, d'où le sentiment de bien-être et de vivacité qu'en retire le consommateur. À la longue, cependant, ces drogues se traduisent par une diminution sensible du niveau de dopamine et d'autres neuromédiateurs.

Des études cliniques menées à l'Université de Californie à Los Angeles (UCLA), à l'Université de Columbia et à l'Université du Texas ont montré que 60 à 80 % des consommateurs de cocaïne traités à la L-tyrosine diminuaient de plus de 50 % ou cessaient complètement leur consommation.

Se surpasser

La L-tyrosine a d'extraordinaires propriétés anti-stress. Lorsque vous êtes soumis à un stress physique ou psychique, l'organisme accroît sa consommation d'adrénaline, qui vient finalement à manquer dans certaines régions du cerveau. Le résultat, c'est une baisse de l'activité physique et de l'état de vigilance, ainsi qu'une augmentation dans le sang d'un stéroïde qui déprime les défenses immunitaires. Chez l'animal, une supplémentation en L-tyrosine permet de combattre ces manifestations.

Une expérience sur les effets de la L-tyrosine dans les situations de stress a été menée en 1988 à l'Institut Militaire de Recherche sur la Médecine Environnementale, aux États-Unis. Des soldats furent mis dans une situation de dépressurisation brutale d'oxygène, correspondant à une élévation soudaine d'altitude de 4 500 mètres. Une telle modification de l'environnement s'accompagne généralement d'une variété de troubles (étourdissements, nausées, essoufflement, confusion mentale). Dans cette expérience, les soldats étaient de surcroît exposés au froid, puisqu'ils avaient conservé leurs vêtements légers. Une partie des volontaires reçut des suppléments de L-tyrosine, l'autre partie un placebo. Le premier groupe souffrit peu des conséquences de la dépressurisation : leur esprit resta alerte et leur condition physique bonne. Le second groupe réalisa des performances nettement inférieures : la plupart des membres de ce groupe furent dans l'impossibilité de prendre des décisions complexes, ils furent largement affectés par les symptômes physiologiques liés à l'altitude et au froid (douleurs musculaires, refroidissements, maux de tête).

Sur le marché américain, vous trouverez des gélules et des comprimés de L-tyrosine, dosés à 500 mg. Les gélules sont préférables. Vous pouvez aussi demander une préparation à votre pharmacien ou acheter de la L-tyrosine par correspondance dans les revues de musculation.

500 mg à 2 000 mg de L-tyrosine par jour, pris avec un verre d'eau à jeun ou au coucher le soir, vous permettront de conserver toutes vos capacités dans les situations de stress.

Si vous souhaitez diminuer votre dépendance vis-à-vis de la cocaïne ou d'autres drogues, essayez une supplémentation de 1 000 à 2 000 mg, trois fois par jour (avant les repas) pendant 4 à 5 semaines. Vous pouvez prendre dans le même temps de la DL-PA (1 000 mg, trois fois par jour).

PRÉCAUTIONS : *Les contre-indications de la tyrosine sont celles de la phénylalanine (voir plus haut).*

59. Les clés de la croissance : ARGININE et ORNITHINE

Arginine et ornithine sont deux acides aminés très proches l'un de l'autre : l'arginine est constituée à partir d'ornithine et celle-ci est libérée dans le corps après l'assimilation de la première.

Le grand intérêt de ces deux acides aminés est qu'ils stimulent la sécrétion de l'hormone de croissance par l'hypophyse. L'hormone de croissance est cruciale pour les enfants, mais également pour les adultes, car elle renforce le système immunitaire (en favorisant la production de lymphocytes), accélère la cicatrisation, mobilise les graisses du corps et augmente leur combustion. On trouve des quantités importantes d'arginine dans le liquide séminal.

SOURCES NATURELLES

Riz brun, chocolat, noix et tous les aliments riches en protéines.

Propriétés

– Permettent le métabolisme des graisses du corps, « dégraissent » et tonifient les muscles ;
– Stimulent le système immunitaire ;
– Accélèrent la cicatrisation et la guérison des blessures ;
– Augmentent la mobilité et le nombre de spermatozoïdes chez l'homme.

Se soigner

Après 30 ans, la sécrétion de l'hormone de croissance commence de diminuer ; après 50 ans, cette sécrétion est très faible, voire nulle. Ainsi, au fur et à mesure que l'organisme vieillit, la cicatrisation se fait plus lente, le système immunitaire perd de son efficacité. Des suppléments d'arginine et ornithine permettent de corriger ces effets. **Ils vous seront utiles après une opération ou lorsque les risques d'infection (bactéries, virus) sont importants.**

L'arginine permet dans de nombreux cas d'améliorer la qualité du sperme : une supplémentation a une influence directe sur le nombre de spermatozoïdes et leur mobilité, et peut donc être envisagée pour favoriser la fécondation.

Se surpasser

Des suppléments d'arginine et d'ornithine peuvent vous aider à vous bâtir un corps de rêve ! En effet, alors que certaines hormones ont pour conséquence une accumulation de la graisse dans le corps, **l'hormone de croissance, au contraire, brûle littéralement les graisses !** Cette transformation s'opère pendant le sommeil (c'est le moment de sécrétion de l'hormone de croissance) : non seulement êtes-vous plus mince, mais vous gagnez également en énergie.

Les bodybuilders ont très vite compris les avantages d'une supplémentation en ornithine, pour les raisons exposées ci-dessus, mais aussi parce que **l'ornithine aide l'insuline à jouer un rôle anabolisant** (croissance musculaire).

Enfin, le docteur Carl Pfeiffer, l'une des sommités mondiales sur le sujet, souligne qu'une supplémentation d'arginine, d'ornithine et de méthionine (un autre acide aminé) permet **d'améliorer la mémoire des sujets traités et de faire reculer les manifestations de la sénilité.**

SUPPLÉMENTS

L'ornithine est deux fois plus chère que l'arginine, mais il en faut une quantité deux fois moindre. Vous pouvez prendre de l'arginine seule ou de l'ornithine seule, mais vous obtiendrez les meilleurs effets en associant les deux produits.

Aux États-Unis, vous pourrez vous procurer L-arginine et L-ornithine sous la forme de poudre ou de comprimés dosés à 250 ou 500 mg. En France, demandez à votre pharmacien de réaliser des gélules dosées par exemple à 500 mg de L-arginine (ou 250 mg de L-ornithine) : comptez 1,50 F le gramme d'ornithine environ (les prix sont libres).

En traitement postopératoire et d'entretien, vous pouvez prendre 500 mg par jour, avec un peu d'eau, le matin à jeun ou le soir avant de vous coucher.

Si vous recherchez la minceur, la dose quotidienne recommandée est de 2 000 mg. Les bodybuilders et les sportifs engagés dans un programme de développement musculaire peuvent prendre 1 500 mg de L-arginine et 750 mg de L-ornithine une heure avant le début de leur entraînement. L'effet de minceur et de tonicité musculaire sera accentué si vous prenez en même temps des suppléments de vitamine B6, vitamine PP (ou B3), vitamine C, zinc, calcium, potassium et magnésium.

PRÉCAUTIONS: *Ne pas dépasser des doses supérieures à 10 grammes par jour, car il existe alors un risque de déformation osseuse. Il est déconseillé de donner des suppléments d'arginine et d'ornithine aux enfants et aux adolescents encore en période de croissance (risque de gigantisme) ainsi que pendant la grossesse et l'allaitement. L'arginine est contre-indiquée (mais pas l'ornithine) si vous souffrez d'herpès.*

60. Elles ralentissent le vieillissement : CYSTÉINE et CYSTINE

La cystéine est un acide aminé à base de soufre ; la cystine est la forme stable de la cystéine. La cystéine participe à la production du glutathion (les autres ingrédients sont l'acide glutamique et la glycine), un antioxydant majeur qui neutralise les radicaux libres. À travers cette enzyme, la cystéine a un important pouvoir anti-vieillissement.

La cystéine entre pour 8 % dans la composition du cheveu et une carence en cystéine accélère le développement des calvities masculines.

Sources naturelles

Œufs, viande, produits laitiers.

Propriétés

– Prévient les maladies liées au vieillissement ;
– Accélère la croissance du cheveu.

Se soigner

Par son action antioxydante, la cystéine joue un rôle dans la prévention des maladies liées au vieillissement, tels l'athérosclérose, l'infarctus et le cancer, et, d'une manière générale, s'oppose au vieillissement cellulaire. **Des suppléments de cystéine peuvent réellement prolonger la vie de vos cellules :** votre peau sera plus douce et plus souple, les rides seront moins marquées, votre chevelure sera en meilleure santé.

En 1981, des expériences menées par le docteur Ryzewski à Varsovie ont montré que **des suppléments de cystéine permettaient de soigner l'arthrite rhumatoïde et l'ostéoarthrite.**

Enfin, la cystéine s'oppose aux effets néfastes d'une production excessive d'insuline (hypoglycémie).

Se surpasser

La cystéine est un détoxicant puissant de l'organisme. Pour cette raison, elle entre dans le régime d'un grand nombre de sportifs qui évoluent dans un environnement défavorable (milieu urbain, fumée de tabac). Si votre régime alimentaire n'exclut pas la consommation régulière d'alcool, faites en sorte de prendre des suppléments de cystéine. En effet, la transformation de l'alcool en acétaldéhyde entraîne une suroxydation des cellules, en particulier celles du foie et du cerveau. En participant à la synthèse du glutathion, la cystéine s'oppose à la destruction cellulaire et permet de conserver leur souplesse aux membranes cellulaires.

Suppléments

On trouve aux USA des gélules de cystéine dosées à 500 mg. En France, Cystine B6 Bailleul (500 mg de cystine et 100 mg de B6) et Lobamine-Cystéine (350 mg de méthionine et 150 mg de cystéine). Vous pouvez aussi demander à votre pharmacien de vous préparer des gélules.

Les doses quotidiennes vont généralement de 500 à 1 000 mg, à prendre entre les repas. Il est conseillé de les accompagner de vitamine C (2 à 3 fois plus de vitamine C que de cystéine) et de magnésium pour prévenir la formation (rare) de calculs rénaux.

PRÉCAUTIONS : *Prudence en cas de cystinurie, une maladie qui se caractérise par la formation de calculs dans les reins, la vessie et l'urètre. Par ailleurs, la cystéine vous est contre-indiquée si vous êtes diabétique. Dans ces deux cas, consultez votre médecin.*

LES AUTRES ACIDES AMINÉS

61. Méthionine

La méthionine est un autre acide aminé à base de soufre. Comme la cystéine, la méthionine participe à la formation du glutathion, une enzyme aux propriétés anti-oxydantes et anti-vieillissement. La méthionine a un pouvoir chélateur, c'est-à-dire qu'elle se combine avec des éléments toxiques, tels le mercure ou le plomb, et les élimine du corps. La méthionine participe à la synthèse de la phosphatidylcholine, qui joue un rôle crucial dans le maintien de la fluidité de la membrane cellulaire.

Par ses qualités détoxicantes, la méthionine favorise la lutte contre la dépression, l'hypertension, les troubles rénaux et du comportement.

Vous trouverez de la méthionine dans les laitages et la viande. Elle est absente des protéines végétales, et les stricts végétariens doivent prendre des suppléments. Vous pouvez acheter en pharmacie de la Lobamine-Cystéine (350 mg de méthionine et 150 mg de cystéine). Le produit brut est également disponible pour la préparation de gélules.

62. Lysine

La lysine est un acide aminé qui entre dans la composition de la carnitine, un autre acide aminé. Si vous suivez un régime strictement végétarien, vous manquez peut-être de lysine, ce qui peut entraîner une moindre résistance aux infections (la lysine participe à la formation des anticorps). L'organisme utilise aussi la lysine que lui apporte l'alimentation pour régénérer les tissus endommagés, fabriquer de nouvelles protéines et des enzymes.

Vous trouverez de la lysine dans la viande, le poisson, les œufs, les fromages ; elle est absente des protéines du blé.

Plusieurs études ont mis en évidence le rôle de la lysine dans la prévention et le traitement des crises d'herpès. Des suppléments de lysine permettent de diminuer la fréquence d'apparition des crises et de réduire leur durée (voir **203**).

Des suppléments de L-lysine existent sur le marché américain sous forme de gélules dosées à 500 mg. En France, vous pouvez demander à votre pharmacien qu'il vous prépare des gélules (comptez 0,80 F le gramme, mais les prix sont libres).

63. Carnitine

La carnitine est composée de lysine et de méthionine. La carnitine est un acide aminé remarquable, en ce sens qu'elle transporte les graisses dans les mitochondries (centres de fourniture de l'énergie situés dans les cellules) pour qu'elles y soient brûlées. Plus il y a de carnitine présente dans l'organisme, plus ce dernier est capable de transporter la graisse dans les mitochondries pour y être transformée en énergie. Pour cette raison, la carnitine entre dans la supplémentation de base des sportifs ; plus récemment, elle a fait irruption dans nos pharmacies où elle est utilisée en adjuvant des régimes amaigrissants.

Des suppléments de carnitine (500 à 1 000 mg) vous seront utiles avant des efforts physiques. À doses plus élevées (1 500 mg par jour), la carnitine est employée pour accroître la performance sexuelle. La carnitine existe sous ses deux formes en D- et L-, mais l'isomère en D- n'est pas recommandé car il peut occasionner des effets secondaires. Lorsque vous achetez des suppléments, assurez-vous qu'il s'agit bien de L-carnitine.

En pharmacie, vous trouverez Turbodiet, dosé à 300 mg de L-carnitine. Vous pouvez aussi demander à votre pharmacien qu'il vous prépare des gélules, ou encore acheter de la carnitine par correspondance dans les revues de musculation.

64. Histidine

L'histidine est un précurseur de l'histamine dans le corps. L'histidine a un effet calmant sur le système nerveux, et stimule la sécrétion gastrique.

Des expériences sont en cours. Il semblerait que des suppléments d'histidine diminuent les symptômes allergiques (rougeurs, obstructions nasales, œdèmes).

65. Glutamine et acide glutamique

La glutamine a été le premier acide aminé utilisé dans le traitement de l'alcoolisme. La glutamine est un précurseur de l'acide gamma-aminobutyrique (GABA) et de l'acide glutamique, deux neuromédiateurs. La consommation d'alcool a pour effet de priver l'organisme de ses réserves en GABA. Des suppléments de glutamine rétablissent le taux de cet acide et permettent dans de nombreux cas de guérir définitivement les gros consommateurs d'alcool. La glutamine réduit la fatigue et, dans certains cas, traite avec succès l'impuissance.

L'acide glutamique n'a pas les mêmes effets sur le traitement de l'alcoolisme. Par contre, il a (comme la glutamine) une influence directe sur les capacités cérébrales, puisqu'il améliore la mémoire et augmente la vivacité d'esprit. Si vous suivez un traitement anti-cancéreux de chimiothérapie à base de vincristine (Oncovin, Vincristine Bellon), sachez qu'une expérience menée en 1988 à l'École de Médecine Bowman Gray (USA) a montré que des suppléments d'acide glutamique réduisaient très sensiblement les effets indésirables liés à l'administration de ce médicament.

On trouve aux USA des suppléments de L-glutamine dosés à 500 mg. **Pour combattre la fatigue physique et intellectuelle, les doses habituellement recommandées sont de 1 000 à 1 500 mg par jour en deux ou trois prises avant les repas.** Si vous êtes allergique au glutamate de sodium, vous n'êtes pas à l'abri d'une réaction allergique avec la L-glutamine. Consultez votre médecin avant de prendre des suppléments. En pharmacie, Glutaminol B6 est dosé à 400 mg d'acide L-glutamique.

66. Acide aspartique

L'acide aspartique est un neuromédiateur. La consommation régulière de drogues entraîne la chute du taux d'acide aspartique dans le cerveau, ce qui explique que cette substance soit utilisée avec un très grand succès dans les programmes de désintoxication. Selon une étude récente, l'acide aspartique est plus efficace sur les symptômes de privation que le diazépam (Valium) et la chlorpromazine (Largactil).

L'acide aspartique augmente la résistance à la fatigue. Les sels d'acide aspartique entrent dans le régime des sportives roumaines des épreuves d'athlétisme de fond et demi-fond ; cette supplémentation aurait une influence directe sur l'endurance.

Vous trouverez aux USA des suppléments dosés à 250 et 500 mg d'acide L-aspartique. Les doses généralement rencontrées sont de 500 à 1 500 mg par jour, en plusieurs prises, 15 à 20 minutes avant les repas, avec un peu d'eau. En France (pharmacie) : Pargine, dosé à 5 g d'aspartate d'arginine ; Sargenor, dosé à 1 g d'aspartate d'arginine.

67. Taurine

Cet acide aminé semble protéger l'organisme de la toxicité de certains produits : par exemple, chez l'animal, des suppléments de taurine protègent les poumons des dégâts occasionnés par une substance utilisée en chimiothérapie, la bléomycine.

Des suppléments de taurine permettent aussi de diminuer le taux d'acétaldéhyde dans le sang, une substance toxique issue du métabolisme de l'alcool dans le foie.

La taurine améliore aussi l'élimination des déchets azotés résultant de l'activité sportive. Elle accélère la récupération et restaure le tonus de l'athlète éprouvé par la compétition. Selon une étude en cours, elle augmenterait le V02 max. Vous trouverez en pharmacie une spécialité contenant de la taurine : Tonitaurine.

4
D'autres nutriments qui vous sont indispensables

68. La lécithine

Les lipides sont indispensables au bon fonctionnement de l'organisme. Certains lipides ont des vertus thérapeutiques telles qu'ils méritent de figurer dans votre armoire à nutriments. C'est le cas notamment des huiles de poisson et de la lécithine. La lécithine est un émulsifiant des graisses, c'est-à-dire qu'elle diminue la taille des particules présentes dans le sang et favorise donc la circulation et la lutte contre l'athérosclérose. La lécithine a aussi la propriété de diminuer le taux de cholestérol LDL (le « mauvais » cholestérol) et de prévenir l'apparition de calculs en garantissant la fluidité du cholestérol dans la bile.

Dans le cerveau, la lécithine se transforme en acétylcholine, un neuromédiateur d'une importance capitale. Une carence en acétylcholine peut entraîner une grande variété de troubles mentaux qui vont de la perte de mémoire à certaines psychoses. Plus grave, un tel déficit préparerait le terrain à des affections graves comme la maladie d'Alzheimer ou la maladie de Parkinson.

La lécithine est présente dans le foie ; elle y est le constituant essentiel des membranes des cellules de cet organe. La santé de ces cellules dépend très largement de la quantité de lécithine qu'elles contiennent.

Pour toutes ces raisons, la lécithine peut vous être utile d'une multitude de façons :

– En prévention ou traitement de certains troubles mentaux : des suppléments de lécithine améliorent la mémorisation à court terme ; **ils sont donc recommandés aux personnes âgées, mais également aux étudiants et à tous ceux qui sont engagés dans une activité intellec-**

tuelle importante. La lécithine ne permet pas de guérir la maladie d'Alzheimer, mais pourrait constituer une prévention. Des suppléments de lécithine ont amélioré l'état de malades souffrant de psychose maniaco-dépressive.

– En prévention et traitement de l'athérosclérose et de la cholestérolémie élevée : toutes les études montrent que **des suppléments de lécithine permettent d'abaisser le taux de cholestérol LDL et d'élever le taux de cholestérol HDL.**

– Dans le traitement de certaines maladies virales : **des suppléments de lécithine donnés à des personnes atteintes d'hépatite B ont souvent permis un rétablissement plus rapide.** Par ailleurs, il semble que la lécithine puisse contrer l'action de certains virus du fait qu'elle augmente très sensiblement la fluidité de leurs membranes. Des études sont en cours pour évaluer l'action de la lécithine sur des virus tels que ceux de l'herpès et du SIDA.

– Pour améliorer la condition physique : sous l'action de la lécithine, les graisses du corps se déposent moins facilement et sont transformées plus rapidement en énergie, ce qui en fait un produit populaire auprès des sportifs et des bodybuilders.

Vous trouverez de la lécithine en pharmacie sous forme de poudre ou de capsules.

69. L'ail

L'ail est considéré comme un médicament dans plusieurs pays d'Asie comme la Corée, la Chine et le Japon (où il entre dans le traitement de l'hypertension), ainsi qu'en URSS où il est recommandé pour combattre la grippe. L'ail est actuellement l'objet de très nombreuses études aux États-Unis. En 1990, plus de 1 000 communications médicales ont été consacrées à l'ail. Ce que l'on connaît de ses effets thérapeutiques en fait un nutriment de première importance :

– L'immunité semble meilleure chez ceux qui consomment de l'ail que chez ceux qui n'en consomment pas. Plusieurs études montrent que des suppléments d'ail peuvent ralentir ou inhiber le développement de cellules cancéreuses, prévenir l'apparition de plusieurs maladies infectieuses comme la grippe et la bronchite. Une enquête menée en Chine auprès de 2 000 personnes vient de montrer que le risque de cancer de l'estomac est deux fois moins élevé chez ceux qui consomment régulièrement de l'ail.

– L'ail a des vertus antiseptiques et bactéricides. Pendant les Première et Deuxième Guerres mondiales, les médecins britanniques ont utilisé des produits à base d'ail pour soigner – avec succès – des blessures par balles.

– L'ail diminue la tension artérielle et la cholestérolémie, comme le montrent de très nombreuses études cliniques : selon une enquête récente, **des suppléments quotidiens de 50 grammes d'ail donnés à un groupe d'hypertendus ont permis de réduire la tension chez plus de 60 % d'entre eux.** L'ail fluidifie le sang et diminue ainsi les risques cardio-vasculaires. Les études montrent que cet effet peut être atteint à partir de 10 grammes d'ail par jour.

Vous pouvez consommer de l'ail naturellement, ou, si l'odeur vous incommode, acheter une spécialité en pharmacie.

70a. L'octacosanol

L'octacosanol est un polyalcool contenu dans le blé et d'autres céréales. On a longtemps attribué à la vitamine E (présente dans l'huile de germes de blé) des propriétés qui sont celles de l'octacosanol, en particulier : augmentation de l'énergie, de l'endurance et de la force, ce qui en fait un supplément tout désigné pour les sportifs ; effet relaxant sur les muscles (diminution des spasmes) et le système nerveux (résistance au stress).

Des centaines d'études cliniques ont été effectuées à l'Université de l'Illinois par le docteur Thomas Cureton sur les effets d'une supplémentation d'huile de germes de blé et/ou d'octacosanol. **Des suppléments quotidiens d'octacosanol (1 000 à 5 000 µg) peuvent accroître l'endurance et la forme physique de manière spectaculaire.** Une étude en double aveugle menée auprès de plusieurs groupes de Marines de l'armée américaine a montré que des suppléments d'huile de germes de blé avaient permis d'augmenter la résistance d'un groupe considéré de 60 %, tandis que des suppléments d'octacosanol pur avaient permis une augmentation de près de 100 % !

Les bénéfices de l'octacosanol ne se limitent pas à l'activité physique. Plusieurs études indiquent que l'octacosanol peut améliorer la fertilité tant féminine que masculine et plus généralement tonifier la sexualité. D'autres études montrent que l'octacosanol s'oppose à la formation de caillots du sang et réduit le risque de thrombose coronarienne.

Vous trouverez en pharmacie des suppléments d'octacosanol commercialisés sous le nom d'Endurol.

70b. L'huile d'onagre

L'onagre (*Œnotherae biennis,* ou primevère du soir) est utilisée depuis des siècles pour les propriétés thérapeutiques de l'huile qui en est extraite. L'huile d'onagre contient un acide gras essentiel, l'acide gammalinolénique, qui est un précurseur des prostaglandines, des substances hormonales indispensables au bon fonctionnement de très nombreux organes. On pense qu'un déficit en prostaglandines peut être à l'origine de troubles cardio-vasculaires, troubles inflammatoires (arthrites), allergies et cancers. Or la synthèse des prostaglandines est souvent perturbée par des facteurs qui tiennent à notre alimentation (huiles raffinées, alcool, sucres, carences en zinc, en vitamines C et B6 et en manganèse), à notre état général (infections virales, diabète, âge), à notre mode de vie (radiations en tout genre).

Des suppléments d'huile d'onagre favorisent la synthèse des prostaglandines et peuvent avoir les effets bénéfiques suivants :

- Perte de poids : de nombreuses études confirment que les prostaglandines dérivées de l'acide gammalinolénique aident les cellules à se débarrasser du sodium en excès, ce qui se traduit par une perte de poids ;
- Prévention et traitement des maladies cardio-vasculaires : abaissement de la pression sanguine, inhibition des thromboses, abaissement du taux de cholestérol ;
- Prévention et traitement de nombreux désordres inflammatoires (arthrite rhumatoïde, côlon irritable) ;
- Stimulation du système immunitaire (les prostaglandines dérivées de l'huile d'onagre stimulent la production de certains anticorps) ;
- Peut traiter ou soulager l'acné, la schizophrénie, la sclérose en plaques, l'eczéma, l'asthme et d'autres allergies, le diabète et le syndrome prémenstruel.

III
Des suppléments pour un super mental

Le stress fait de plus en plus partie de notre vie ; le stress est nécessaire car c'est un moteur remarquable, une incitation à agir : chez notre ancêtre l'homme des cavernes, le stress donnait l'énergie et la présence d'esprit indispensables pour se sortir des situations menaçantes. Le stress trouvait alors son aboutissement dans l'action. L'action a disparu peu à peu de nos existences et c'est pourquoi les effets du stress sont néfastes : nous ruminons notre anxiété du bureau à la voiture et de la voiture à la maison.

Que se passe-t-il lorsqu'on est stressé ? La sécrétion d'adrénaline augmente, ce qui a pour conséquences d'accélérer le rythme cardiaque, d'élever le taux de glucose dans le sang et la tension. L'accumulation de stress conduit à un excès chronique d'adrénaline, ce qui oblige le système cardio-vasculaire à travailler plus et peut entraîner des problèmes cardiaques. Le stress diminue aussi les défenses immunitaires.

La plupart des gens ignorent comment se décharger du stress accumulé dans une journée type. Et lorsque les petits stress viennent s'ajouter à des stress plus « lourds » (divorce, mariage, changement d'emploi, problèmes financiers), l'organisme craque et prépare le terrain à une multitude de maladies psychosomatiques.

Si vous êtes sujet au stress, à l'anxiété, à la dépression, sachez que les médecins nutritionnistes ont peut-être de bonnes nouvelles. Et elles ne se trouvent pas forcément dans votre armoire à pharmacie.

71. Le traitement médical du stress et de la dépression

La réponse médicale à l'anxiété et au stress, c'est en général la prescription de benzodiazépines, la plus connue des molécules tranquillisantes. En France, la consommation de benzodiazépines ne cesse de croître : **20 % de la population a pris ces médicaments en 1990,** contre 7 % aux

États-Unis. Plus grave, un tiers environ des personnes traitées consomment des benzodiazépines depuis plus d'un an, un mouvement qui va à l'encontre de ce que l'on observe dans d'autres pays, où les médecins tendent à diminuer la durée d'utilisation pour éviter l'accoutumance et les effets secondaires.

Les anxiolytiques à base de benzodiazépines sont nombreux : Valium, Librium, Tranxène, Lexomil, Lysanxia, Séresta, Xanax et d'autres. Les benzodiazépines entrent également dans la composition de plusieurs somnifères : Halcion, Havlane, Mogadon, Rohypnol, pour ne citer qu'eux.

72. Les benzodiazépines à l'action

Les benzodiazépines augmentent l'action d'un neuromédiateur du cerveau appelé acide gamma-aminobutyrique (GABA). Le GABA est un sédatif naturel qui ralentit l'activité électrique de certaines régions cérébrales. On pense cependant qu'un traitement à long terme diminue la sensibilité nerveuse aux effets du GABA et induit des changements au niveau des sites récepteurs des molécules de benzodiazépines, qui pourraient expliquer les mécanismes de dépendance.

73. La dépendance aux benzodiazépines

Ces anxiolytiques ne sont que des « masques », des médicaments qui se contentent de gommer les manifestations de l'anxiété, mais n'agissent pas sur le système nerveux autonome. Leurs effets sont toujours temporaires et il existe toujours un risque de dépendance. Par exemple, **80 à 100 mg de Valium par jour peuvent entraîner une dépendance en l'espace de 6 semaines.** Les personnes âgées et ceux qui ont dans le passé abusé de drogues sont particulièrement sensibles à ce phénomène de dépendance.

À cause de cette dépendance, certains patients traités aux benzodiazépines ont d'énormes difficultés à renoncer à leur médication. L'arrêt des benzodiazépines peut déclencher une série de manifestations désagréables : insomnie, anxiété, irritabilité, fatigue, migraines, douleurs musculaires, tremblements, troubles de la concentration, nausées, perte de l'appétit, dépression. Par exemple, l'arrêt du médicament Halcion (un somnifère), lorsqu'il intervient après plusieurs semaines d'utilisation, déclenche une insomnie sévère.

74. « Sortir » des benzodiazépines

Vous trouverez dans ce livre des suggestions à base de suppléments de vitamines, acides aminés et minéraux pour combattre efficacement le stress, l'insomnie, et certaines formes de dépression. Si cette approche vous intéresse, il est recommandé de l'envisager avec votre médecin traitant.

Si vous êtes déjà sous traitement médicamenteux, et si vous souhaitez en « sortir », faites-le avec l'accord et sous la surveillance de votre médecin :

– Ne réduisez pas brutalement vos doses ;

– Si vous prenez un médicament qui agit à court terme (Halcion), il est conseillé de changer pour un médicament qui a une action à long terme (Valium), car le sevrage est plus facile ;

– Essayez les suppléments suivants pendant toute la période de « sortie » (2 à 3 semaines) :

• **Multivitamines/multiminéraux : 1 comprimé matin et soir ;**

• **Complexe vitaminique B : 50 à 100 mg, 1 à 3 fois par jour ;**

• **Vitamine B9 (acide folique) : 5 à 10 mg par jour ;**

• **Vitamine C : 500 mg, 1 à 3 fois par jour ;**

• **Magnésium : 500 mg par jour ;**

• **Calcium : 1 000 mg par jour ;**

• **Zinc :15 à 50 mg par jour ;**

• **L-tyrosine* : 1 000 mg, 3 fois par jour (sur un estomac vide).**

* **PRÉCAUTIONS :** *La L-tyrosine n'est pas conseillée si vous souffrez d'hypertension et si vous prenez un antidépresseur aux IMAO.*

75. Tout ne se passe pas dans la tête : une alternative aux benzodiazépines

Les médecins ont commencé à s'intéresser au rôle de l'alimentation dans l'apparition (et le traitement) de certains troubles psychiques lorsqu'il a été prouvé que la vitamine PP (et d'autres vitamines du groupe B) soignaient effectivement la pellagre et les troubles mentaux qui l'accompagnent.

On sait aujourd'hui que même **des gens habituellement gais et optimistes peuvent être touchés par le stress ou la dépression par suite d'une carence dans certaines substances biochimiques.** Par exemple, la plupart des malades traités pour dépression présentent des carences en vitamine C, comme l'a montré le docteur Linus Pauling, prix Nobel de chimie. Selon Pauling, ces patients ont des besoins en vitamine C mille fois supérieurs à ceux d'un individu normal.

D'autres recherches ont montré l'importance de la biochimie dans la naissance des émotions : les carences en vitamine B6 se traduisent par une dépression ; le stress peut être provoqué artificiellement chez les animaux en les privant de vitamine B5 (acide pantothénique) ; un des signes d'une carence en vitamine PP est... la perte du sens de l'humour chez des individus qui jusqu'alors étaient optimistes et gais.

76. Mental et acides aminés

Les recherches faites sur les acides aminés sont venues confirmer cette approche. On sait par exemple que deux substances sécrétées dans le cerveau, la dopamine et la noradrénaline, sont nécessaires à l'organisme pour conserver une attitude positive dans les situations de stress. Ces deux substances sont des neuromédiateurs, c'est-à-dire qu'elles facilitent la transmission des influx entre les cellules nerveuses. Surtout, elles sont fabriquées à partir des aliments que nous absorbons, et en particulier sous l'influence de la tyrosine, un acide aminé présent dans les protéines. Lorsque vous êtes plongé dans une situation de stress (et si vous êtes citadin, avec un emploi de bureau, cela vous arrive fréquemment), l'organisme puise dans ses réserves de dopamine et de noradrénaline. Que le stress se prolonge et voilà une carence qui s'installe, ce qui peut conduire à la dépression. À partir de cette constatation, des médecins américains ont eu l'idée de traiter certaines dépressions avec des suppléments de L-tyrosine (ou de L-phénylalanine, précurseur de la tyrosine). **C'est ainsi qu'ils ont pu venir à bout d'états dépressifs qui résistaient aux traditionnels IMAO (inhibiteurs de la mono-amine oxydase)**. La tyrosine peut remplacer tout aussi efficacement les anxiolytiques. La DL-phénylalanine est largement utilisée aujourd'hui comme anti-dépresseur : elle est efficace dans 85 % des cas ! La bonne nouvelle est donc double :

– Dans de nombreux cas, les troubles psychiques sont liés à des problèmes d'ordre nutritionnel que l'on peut corriger ;

– Avant d'envisager des traitements médicamenteux, il faut toujours essayer une solution qui passe par des suppléments de quelques nutriments dont les effets sont connus et efficaces.

77. Vitamines, minéraux et acides aminés qui vous rendent le sourire

Toutes les vitamines du groupe B ont un effet remarquable sur le système nerveux et principalement :

– **Vitamine B1 :** à doses élevées, elle insuffle une sensation d'optimisme, fait disparaître le stress, combat la dépression et l'anxiété ;

– **Vitamine B3 ou PP :** elle améliore la vigilance, la vivacité d'esprit et la créativité ;

– **Vitamine B5 :** une carence en acide pantothénique entraîne une diminution de la sécrétion d'adrénaline, l'hormone qui permet de combattre le stress ;

– **Vitamine B6 :** la pyridoxine est nécessaire à la production de deux antidépresseurs naturels, la dopamine et la noradrénaline ;

– **Vitamine B9 :** l'acide folique aide le corps à synthétiser les neuromédiateurs du cerveau ;

– **Vitamine B12 :** une carence en B12 se traduit par des troubles de l'humeur, troubles de la mémoire et une paranoïa.

D'autres nutriments sont indispensables pour retrouver le moral :

– **Vitamine C :** elle combat la nervosité et l'anxiété ;

– **Vitamine E :** participe à l'oxygénation du cerveau ; elle est utilisée dans le traitement de certaines paralysies et de la sclérose en plaques ;

– **Calcium :** neutralise l'acide lactique qui apparaît dans les situations de stress ; diminue la tension et la fatigue ;

– **Magnésium :** protège les nerfs et calme le système nerveux ;

– **Zinc :** efficace dans le traitement de la schizophrénie, combat la dépression ;

– **Tyrosine :** favorise la production de deux neuromédiateurs qui combattent la dépression ;

– **Phénylalanine :** augmente la sécrétion de bêta-phényléthylamine, un antidépresseur naturel.

78. Suppléments suggérés pour lutter contre le stress

- **Vitamine C : 1 000 mg, 1 à 3 fois par jour ;**
- **Complexe vitaminique B : 100 mg, 1 à 3 fois par jour ;**
- **Vitamine B1 : 100 à 500 mg par jour ;**
- **Vitamine B5 : 100 mg 3 fois par jour ;**
- **Vitamine B9 (acide folique) : 5 à 10 mg par jour ;**
- **Inositol : 500 à 1 000 mg par jour ;**
- **Calcium et magnésium : 3 comprimés par jour ;**
- **Lécithine : 6 cuillerées par jour ;**
- **L-tyrosine : 500 mg à 2 000 mg par jour.**

79. Des moyens naturels pour « déstresser »

Faites de l'exercice régulièrement ; selon l'Arizona State University, les personnes qui font du sport présentent une réponse faible aux situations de stress : elles ont tendance à sécréter moins d'adrénaline que les sédentaires. Le sport étant un facteur de stress pour le corps, des séances répétées agiraient comme des « vaccins » et augmenteraient les capacités du sportif à faire face aux autres formes de stress. D'après le docteur Farquhar, de l'Université de Stanford, « il semble que les neurohormones soient modifiées par l'activité physique, ce qui peut se traduire par un changement psychique. Après l'exercice, les muscles sont aussi décontractés que si l'on avait administré une dose de tranquillisant. Le niveau de contraction musculaire est un indice majeur du niveau de tension psychique ».

– Riez ou souriez le plus fréquemment possible. Le rire, la gaieté activent la sécrétion de substances chimiques dans le cerveau qui agissent comme calmant et augmentent la réponse immunitaire.

– Essayez les techniques de relaxation (yoga, méditation) et de visualisation. La visualisation est pratiquée par de nombreux médecins.

– Avec votre partenaire, apprenez l'art du massage et faites comme les couples californiens qui se prodiguent mutuellement un massage au coucher (ce qui a en plus l'avantage de favoriser la fréquence des relations sexuelles, voir ci-dessous).

– Enrichissez au maximum votre vie sexuelle : ayez des rapports fréquents, réguliers et aussi intenses que possible.

– Évitez le sucre, la caféine, l'alcool, le tabac et les drogues.

– Buvez beaucoup d'eau.

– Buvez du lait : le lait contient du tryptophane, un acide aminé essentiel qui favorise la relaxation. Les suppléments de L-tryptophane étant interdits en France (jusqu'en mai 1992 au moins), un verre de lait tiède vous aidera.

– Augmentez dans votre régime la part des aliments riches en vitamines B.

– Augmentez la part des aliments riches en magnésium et en potassium.

80. Un réflexe simple pour affronter un événement stressant

Le stress déclenche une série de réactions dans l'organisme : le taux de sucre dans le sang s'élève sous l'action de l'adrénaline, mais cette élévation est suivie d'une chute brutale (hypoglycémie) dès que les réserves s'épuisent. L'hypoglycémie s'accompagne des manifestations connues du stress : augmentation du rythme cardiaque et de la tension artérielle, transpiration des paumes, respiration courte. Ces manifestations commencent souvent 2 heures avant l'événement redouté.

La parade consiste à prendre une boisson sucrée à intervalles réguliers au cours des 2 à 3 heures qui précèdent l'événement. Un tel réflexe diminue la sécrétion des catécholamines, l'hypoglycémie et la sensation de stress. Prenez par exemple un jus de fruits ou, mieux, une boisson à base de fructose (le fructose n'a pas d'action sur le taux de sucre dans le sang) à raison d'un demi-verre toutes les demi-heures. Vous pouvez aussi prendre chaque jour de la semaine qui précède cet événement **3 comprimés de 100 mg de vitamine B5.**

81. Caféine : derrière le coup de fouet, le coup de bambou

Le stress, l'anxiété dont vous vous plaignez pourraient bien se cacher derrière les 2 à 3 tasses de café que vous buvez chaque jour. La caféine agit comme stimulant du cerveau en interférant avec l'action de l'adénosine, un neuromédiateur. L'adénosine se fixe naturellement dans le cerveau autour de certaines cellules nerveuses et régule l'activité du cerveau. Lorsque vous buvez du café, la caféine entre au niveau cérébral en compétition avec l'adénosine, ce qui augmente l'état de vigilance et peut procurer une sensation d'euphorie et de force pendant quelques heures. À la longue, cependant (et au-delà de 3 tasses de café par jour), la sensation de vigilance s'accompagne de manifestations négatives, parmi lesquelles irritabilité, anxiété, troubles du sommeil, dépression sont fréquents.

82. 7 bonnes raisons supplémentaires d'en finir avec la caféine

– Elle peut déclencher de l'hypertension ; – elle peut entraîner une stérilité chez la femme et des malformations du fœtus, si elle est consommée pendant la grossesse ; – elle peut induire des palpitations et de la tachycardie ; chez l'homme, elle est néfaste à la santé de la prostate ; – chez la femme, elle peut entraîner l'apparition de tumeurs mammaires bénignes ; – elle peut être à l'origine de troubles gastro-intestinaux, réveiller des ulcères ; – elle entraîne l'excrétion de vitamine B1, de potassium et de zinc et interfère avec l'assimilation du fer.

83. Quelques boissons et médicaments qui contiennent de la caféine (au-delà de 250 mg par jour, la caféine constitue une menace pour votre santé)

boissons	*teneur en caféine*
tasse de café (15 cl)	100 mg
café instantané (15 cl)	60 mg
café décaféiné (15 cl)	2 mg
tasse de thé (15 cl)	60 mg
thé instantané (15 cl)	30 mg
tasse de chocolat (15 cl)	5 mg
Coca-Cola (33 cl)	45 mg
Pepsi-Cola (33 cl)	38 mg

médicaments	*teneur en caféine (par comprimé)*
Guronsan	50 mg
Migralgine	62 mg
Optalidon	25 mg
Actron	40 mg
Rumicine	32 mg
Asthmalgine	30 mg

84. Stratégie anti-caféine

– Réduisez graduellement votre consommation de café, puis passez au décaféiné ;

– Préférez le café instantané (ou filtré) au café « percolateur » ;

– Ne buvez pas de café après 17 heures ;

– Évitez les analgésiques qui contiennent de la caféine ;

– Essayez les suppléments suivants :

- **Multi-vitamines/multi-minéraux : 1 comprimé matin et soir (après un repas) ;**
- **Complexe vitaminique B : 100 mg, 1 à 3 fois par jour ;**
- **L-tyrosine* : 1000 mg, 3 fois par jour (avant un repas ou entre deux repas).**

* **PRÉCAUTIONS :** *Ne pas prendre de L-tyrosine si vous suivez un traitement antidépresseur aux IMAO et si vous souffrez d'hypertension.*

85. Dépression : les habitudes alimentaires qui préparent le terrain

Tous les aliments dont la liste suit ont tendance à épuiser les réserves de l'organisme en nutriments essentiels (en particulier, vitamines du groupe B) qui combattent généralement la dépression. Évitez donc : sucres raffinés, pâtisseries, barres chocolatées, chewing-gums, friandises, chocolat, café, thé, sodas, crèmes glacées, hamburgers, hot dogs... Les molécules (entre parenthèses, nom des médicaments) dont la liste suit peuvent affecter votre psychisme et déclencher ou aggraver un état dépressif par l'épuisement de certains nutriments essentiels (vitamines B, vitamine C, calcium, magnésium) :

Adrénocorticoïdes

Antiacides (Maalox, Gelusil)

Antihistaminiques (Phénergan)

Aspirine

Baclofène (Liorésal)
Barbituriques (phénobarbital, Gardénal, Épanal, Butobarbital, Imménoctal, Neurinase, Neurobore, Optanox, Supponéryl, Vériane)
Bêta-bloquants (Artex, Avlocardyl, Bêtapressine, Célectol, Corgard, Détensiel, Kerlone, Lopressor, Mikelan, Sectral, Séloken, Soprol, Sotalex, Ténormine, Timacor, Trandate, Trasicor, Visken)
Chloramphénicol (Tifomycine)
Chlorure d'ammonium (certains sirops contre la toux)
Contraceptifs oraux
Diurétiques (Lasilix, Burinex, Esidrex)
Indométacine (Indocid)
Isoniazide (Rimifon, Dexambutol INH)
Méthylprednisolone (Médrol, Solprédone)
Méthotrexate (Ledertrexate)
Nitrofurantoïne (Furadantine, Microdoïne)
Pénicillamine (Trolovol)
Phénylbutazone (Btazolidine, Mégazone)
Phénytoïne (Dihydan)
Prednisone (Cortancyl)
Propoxyphène (Diantalvic, Propofan)
Pyriméthamine (Malocide, Fansidar)
Sulfamides (Bactrim, Eusaprim, Supristol)
Tétracyclines (Amphocycline, Chymocycline, Mestacine, Mynocine...)
Triamtérène (Tériam, Cyclotériam).

86. Un antidépresseur naturel : la phénylalanine

La phénylalanine est convertie dans l'organisme en tyrosine. Elle augmente la production de phényléthylamine, un stimulant du cerveau proche de l'amphétamine. Elle favorise aussi la production d'endorphines et de noradrénaline. **La phénylalanine a montré son efficacité dans le traitement de la dépression, mais aussi de la douleur et de certains états inflammatoires (arthrites).** Elle constitue donc une piste naturelle et sérieuse que vous devez envisager si vous souffrez de dépression. La phénylalanine existe en pharmacie sous la forme de L-phénylalanine ou de DL-phénylalanine.

87. Suppléments suggérés contre la dépression

Le programme ci-dessous peut constituer une alternative à un traitement traditionnel. Ce programme ne constitue ni une prescription, ni un traitement médical et ne saurait donc se substituer aux recommandations de votre médecin qui connaît seul votre état et que nous vous conseillons de consulter sur ce qui suit :

- **L-phénylalanine* : 500 à 1000 mg, 3 gélules par jour, sur un estomac vide (ou 20 minutes avant un repas). Dès que votre état s'améliore, réduire à 1 gélule, puis interrompre le traitement. Si aucune amélioration n'est constatée après 2 mois, consultez votre médecin et interrompez le traitement.**

- **L-tyrosine* : 500 à 1000 mg, 3 gélules par jour, sur un estomac vide (ou 20 minutes avant un repas).**

- **Vitamine C : 2 à 3 g par jour.**

- **Acide folique : 5mg, 1 à 2 comprimés par jour.**

- **Complexe de vitamines B : 1 à 3 comprimés par jour.**

- **Vitamine B1: 100 à 500 mg par jour.**

- **Calcium, magnésium et zinc : 3 comprimés par jour.**

* **PRÉCAUTIONS :** *Ne prendre de L-phénylalanine et de L-tyrosine ni pendant la grossesse, ni si vous souffrez de phénylcétonurie, ni si vous suivez un traitement antidépresseur aux IMAO. Dans certains cas, des suppléments de L-phénylalanine et de L-tyrosine peuvent entraîner de l'hypertension ; consultez votre médecin si vous prenez ces produits sur une longue période.*

88. À la recherche du sommeil perdu

Les causes d'insomnie sont nombreuses et variées. Un changement dans votre environnement (une chambre d'hôtel, par exemple), un changement professionnel important, le stress, mais aussi les habitudes alimentaires, le café, le thé peuvent vous empêcher de dormir. Si vous êtes particulièrement sensible à la caféine, une ou deux tasses prises dans la journée suffisent à perturber le sommeil. L'alcool pris à faibles doses semble jouer un rôle de décontractant et peut effectivement permettre de trouver le sommeil, mais au fur et à mesure que le taux d'alcool dans le sang chute, le sommeil devient agité et de mauvaise qualité.

Le premier réflexe, lorsque l'insomnie s'installe, est de recourir aux somnifères traditionnels, barbituriques (Binoctal, Gardénal, Imménoctal...) ou benzodiazépines (Mogadon, Halcion, Rohypnol...). Malheureusement, le recours prolongé et systématique à ces molécules finit par perturber le cycle du sommeil.

Dans de très nombreux cas, vous pourrez remplacer vos somnifères par des suppléments naturels, sans danger et tout aussi efficaces.

89. Sommeil et tryptophane

Le sommeil est lié à la sécrétion d'une substance chimique du cerveau, la sérotonine. C'est le tryptophane, un acide aminé contenu dans la nourriture, qui est converti en sérotonine, cette conversion se faisant sous l'action des glucides. Plus la sécrétion de sérotonine est importante, plus le sommeil a de chances de s'installer. Cependant, le lait est une excellente source de tryptophane et un verre de lait au coucher (avec du miel par exemple) est peut-être tout ce qu'il vous faut pour dormir comme un bébé.

90. Calcium, magnésium et insomnie

L'une des causes, souvent négligée, de l'insomnie est un déséquilibre (ou un manque) en calcium et en magnésium. Le calcium est l'un des minéraux les plus importants pour le corps, où il existe en abondance. On trouve 99 % du calcium dans les os et les dents. Le 1 % restant joue un rôle majeur dans la croissance musculaire, la relaxation et le sommeil. On trouve aussi du magnésium dans les os. Le magnésium aide les muscles à se relâcher après une contraction et joue un rôle important dans le métabolisme du calcium et du potassium. **Vous pouvez venir à bout de nombreux troubles du sommeil en prenant des suppléments de calcium et de magnésium au coucher** (loin des repas, car le magnésium peut perturber la digestion s'il est pris juste après le repas).

91. Vitamines B et sommeil

Les vitamines B6 et PP favorisent la production de sérotonine dans le cerveau et doivent donc faire partie de votre arsenal anti-insomnie. Le docteur Atkins traite ses patients insomniaques avec des suppléments de 2 000 mg d'inositol en association avec de l'acide pantothénique.

92. Suppléments suggérés pour dormir

- **Calcium 100 mg + magnésium 50 mg : 1 à 2 comprimés le matin et 4 à 6 comprimés 1/2 h avant le coucher,**

et :

- **Complexe de vitamines B : 100 mg 1/2 h avant le coucher,**

ou :

- **Inositol : 500 à 2 000 mg 1/2 h avant le coucher,**
- **Vitamine B6 : 100 mg 1/2 h avant le coucher,**
- **Vitamine PP : 100 à 500 mg 1/2 h avant le coucher,**
- **Vitamine B5 : 100 mg au coucher,**
- **le tout accompagné d'un verre de lait sucré.**

93. Quelques conseils pour mieux dormir

– Évitez les repas riches en protéines le soir : les acides aminés contenus dans les protéines entrent en compétition avec le tryptophane et la sécrétion de sérotonine s'en trouve diminuée.

– Au contraire, assurez-vous d'incorporer des glucides à votre dîner (pain, pâtes, légumes), ils favorisent la sécrétion de sérotonine.

– Faites de l'exercice en fin de journée (ou marchez un peu après le repas du soir), mais jamais juste avant le coucher.

– Évitez de dormir dans la journée pour récupérer d'une nuit difficile (en particulier lorsque vous êtes en décalage horaire).

– Si vous vous tournez et vous retournez dans votre lit, ne forcez pas le sommeil : levez-vous et restez debout jusqu'à ce que la fatigue vous prenne.

– Si l'insomnie devient un handicap, consultez votre médecin, pour rechercher des causes pathologiques (hyperthyroïdie par exemple).

94. Glucides, vitamine B1 et mémoire

Le glucose, c'est la nourriture des cellules nerveuses, ce qui les fait fonctionner. La conversion des glucides en glucose se fait sous l'influence de la vitamine B1. Glucides et vitamine B1 sont donc deux ingrédients essentiels pour assurer une bonne mémoire, d'autant que la B1 prévient la formation excessive d'acide pyruvique, un sous-produit du métabolisme des glucides qui perturbe l'influx nerveux.

95. Choline et mémoire

La choline, qui entre notamment dans la composition de la lécithine, est synthétisée dans le corps en acétylcholine, une substance qui permet la propagation de l'influx nerveux d'une cellule nerveuse à l'autre et joue donc un rôle dans l'équilibre psychologique. Les carences en acétylcholine se caractérisent par des troubles du fonctionnement cérébral et une perte de la mémoire, et l'on sait aujourd'hui que les personnes âgées sont particulièrement concernées par ces carences. Des suppléments de choline (ou des doses de lécithine) sont donc particulièrement recommandés pour améliorer la mémoire et la capacité d'apprentissage (étudiants, personnes âgées). On a même obtenu une amélioration sensible de l'état de certains malades (maladie de Parkinson, maladie d'Alzheimer) en les traitant avec de la lécithine.

96. Acides aminés et mémoire

La glutamine, un acide aminé, est un précurseur d'un neuromédiateur du cerveau, l'acide glutamique. L'acide glutamique réduit l'excès d'ammoniaque dans le système nerveux – une substance qui ralentit le fonctionnement cérébral. On l'appelle communément le « carburant du cerveau ».

La tyrosine, un autre acide aminé, est un précurseur de deux neuromédiateurs, la dopamine et la noradrénaline, qui favorisent la vigilance et la vivacité d'esprit et améliorent la mémoire. Des suppléments de glutamine (ou d'acide glutamique) et de tyrosine (ou de phénylalanine, précurseur de la tyrosine) peuvent vous donner une mémoire à toute épreuve.

97. Suggestions pour acquérir une mémoire d'éléphant

- **Complexe de vitamines B : 50 à 100 mg, 1 à 3 fois par jour ;**
- **Vitamine C : 1 000 mg, 1 à 3 fois par jour ;**
- **Choline : 1 à 5 g par jour en plusieurs fois (ou lécithine : 3 cuillères à café ou à soupe par jour) ;**
- **L-glutamine ou acide L-glutamique : 500 mg, 3 fois par jour ;**
- **L-tyrosine* : 500 à 2 000 mg par jour, à prendre au coucher ou au réveil avec un peu d'eau ;**
- **L-phénylalanine* : 500 à 2 000 mg par jour, à prendre au coucher ou au réveil avec un peu d'eau.**

* **PRÉCAUTIONS :** *Tyrosine et phénylalanine peuvent entraîner une élévation de la pression artérielle. Consultez votre médecin si vous suivez un traitement médical (IMAO par exemple). Ces deux produits sont contre-indiqués dans les cas suivants : grossesse, cancer de la peau, phénylcétonurie.*

98. Conseils pour garder une bonne mémoire

– Évitez l'alcool, le tabac, le sucre raffiné, la farine blanche qui sont des ennemis des neurones ;

– Évitez de prendre des anxiolytiques et des somnifères qui diminuent la sensibilité des cellules nerveuses aux effets de plusieurs neuromédiateurs du cerveau et entraînent sur une longue période des troubles du comportement et de la mémoire ;

– Augmentez la part des glucides complexes dans votre alimentation : pâtes, pain, riz brun, pommes de terre, légumes secs et frais, fruits...

– Augmentez la part des aliments riches en B1 : levure de bière, céréales entières, viande, noix, légumes.

IV

Des suppléments pour un super physique

99. Manger moins ou bouger plus ?

La plupart des régimes amaigrissants draconiens finissent par échouer. Pourquoi ? Tout simplement parce que **ce qui compte, c'est moins ce que vous mangez que la différence entre le nombre de calories que vous absorbez et le nombre de calories que vous dépensez.**

En d'autres termes, vous pouvez suivre tous les régimes amaigrissants du monde : si vous ne faites pas un minimum d'exercice, vous ne parviendrez pas à garder la ligne. Le meilleur régime, c'est l'exercice.

Si l'exercice vous rebute, et que vous désiriez quand même mincir, tout n'est peut-être pas perdu, à partir du moment où vous maîtrisez le secret de la minceur.

100. Le secret de la minceur

C'est dans la tête qu'il se trouve. Au cœur même du cerveau se trouve l'hypothalamus, un centre régulateur qui contrôle le sommeil, la libido et... l'appétit. Lorsque les réserves en graisses des cellules du corps tombent en deçà d'un certain niveau, l'hypothalamus réagit en déclenchant une sensation de faim, afin de pouvoir recharger en graisses les cellules. De la même manière, l'hypothalamus nous donne une impression de satiété quand il devient inutile d'apporter plus de nourriture au corps.

Les chercheurs et les médecins se sont récemment intéressés au fonctionnement de l'hypothalamus, aux conditions dans lesquelles la sensation d'appétit se déclenchait et à son intensité. On sait aujourd'hui qu'**exercice et nutrition permettent de contrôler l'influence de l'hypothalamus sur l'appétit et le poids.**

101. Le mécanisme de l'appétit

Comme toutes les cellules du corps, les cellules de l'hypothalamus sont sous la dépendance des nutriments dont elles se nourrissent et des substances chimiques que le sang véhicule jusqu'à elles. Selon le cas, la sensation d'appétit sera plus faible ou plus forte :

– La nicotine du tabac, la cocaïne, ainsi que les amphétamines stimulent la sécrétion d'un certain nombre de neuromédiateurs comme la dopamine et la noradrénaline, qui réduisent la sensation de faim. Mais cet effet disparaît lorsque vous arrêtez de fumer ;

– Une alimentation riche en sucreries apporte des calories, mais peu de nutriments essentiels à cette région du cerveau : le mécanisme régulateur de la faim se dérègle et réagit sans modération dès que le taux de sucre du sang chute. Ceci explique pourquoi les régimes riches en protéines et pauvres en glucides sont efficaces pour traiter l'obésité chez les hypoglycémiques ;

– L'exercice a une grande influence sur l'hypothalamus : en favorisant la sécrétion de plusieurs substances hormonales, il réduit la sensation d'appétit ;

– La phénylalanine, un acide aminé, est un précurseur de la noradrénaline qui réduit la sensation d'appétit. La phénylalanine a un autre intérêt : elle participe à la production d'une hormone appelée cholécystokinine qui transmettrait un signal de satiété au cerveau.

102. Hormone de croissance et poids

L'hormone de croissance est sécrétée par l'hypophyse. Elle favorise la croissance des enfants et des adolescents, renforce le système immunitaire, accélère la cicatrisation, permet au corps de convertir les graisses en muscles. À partir de 30 ans, le corps sécrète moins d'hormone de croissance, ce qui explique certaines prises de poids soudaines qui surviennent à cet âge, alors que le régime alimentaire est resté le même. De même, le système immunitaire devient moins efficace, les coupures cicatrisent moins vite que dans l'enfance, la coordination des anticorps est plus aléatoire (d'où le déclenchement de maladies auto-immunes).

Il est possible de continuer à bénéficier de l'action de l'hormone de croissance après 30 ans grâce à des suppléments d'arginine et/ou d'ornithine, deux acides aminés qui stimulent la sécrétion de cette hormone par l'hypophyse. Sauf contre-indications, des suppléments d'arginine et d'ornithine permettent dans de nombreux cas de retrouver la ligne, mais aussi d'augmenter la résistance aux infections.

103. Le poids idéal

Il dépend de votre constitution (ossature) : mince, moyenne ou forte. Ce tableau statistique vous aidera à vous y retrouver :

FEMMES

taille	*constitution mince*	*constitution moyenne*	*constitution forte*
1,50 m	44	48	52
1,55 m	47	51	56
1,60 m	50	54	59
1,65 m	53	57	62
1,70 m	56	60	65
1,75 m	59	64	69
1,80 m	63	68	74

HOMMES

taille	*constitution mince*	*constitution moyenne*	*constitution forte*
1,60 m	54	59	64
1,65 m	58	63	68
1,70 m	62	67	73
1,75 m	66	70	77
1,80 m	69	75	81
1,85 m	72	78	85
1,90 m	75	81	88

104. Stratégie pour retrouver la ligne et la garder

– Faites de l'exercice : c'est la manière la plus efficace et la plus bénéfique de maigrir, en créant un déficit calorique. L'activité physique continue de stimuler le métabolisme bien après que l'exercice est terminé. Faites au minimum 20 minutes d'exercice aérobie, trois fois par semaine.

– Soignez votre hypothalamus : apportez-lui ce dont il a besoin pour bien fonctionner (c'est-à-dire modérer la sensation d'appétit, augmenter celle de satiété). Pour cela : de l'exercice régulièrement, moins de sucres raffinés et plus d'aliments riches en phénylalanine (lait, viande).

– Augmentez la proportion d'aliments riches en arginine et en ornithine (riz brun), deux acides aminés qui stimulent la sécrétion de l'hormone de croissance.

– Prenez des suppléments de carnitine, un autre acide aminé remarquable, qui permet à l'organisme de transformer les graisses en énergie : la carnitine assure le transport des graisses dans les mitochondries (au cœur des cellules) pour qu'elles y soient brûlées.

– Essayez des suppléments de facteur de tolérance au glucose (GTF), un dérivé de la levure de bière principalement constitué de chrome. Le GTF, qui renforce l'action de l'insuline, aide à stabiliser le taux de sucre dans le sang et à diminuer la sensation de faim.

– Prenez de la lécithine, une substance qui émulsifie les graisses en suspension dans le sang. La lécithine aide le corps à convertir plus rapidement les graisses en énergie et à disperser les dépôts graisseux existants.

– Mangez plus fréquemment dans la journée. Livrés à eux-mêmes, les animaux ont tendance à s'alimenter tout au long de la journée, sans prendre de poids. Lorsqu'on réduit à un seul par jour le nombre de leurs repas, les rats de laboratoire prennent du poids. Des autopsies ont montré que le corps de rats nourris une fois par jour contenait 24 % de graisses et 18 % de protéines, alors que ceux nourris au long de la journée avaient 8 % de graisses et 22 % de protéines !

– Buvez beaucoup d'eau : au minimum 1 litre et demi par jour.

– Prenez un petit déjeuner riche en protéines ; avec les protéines, l'élévation de la glycémie est plus lente et plus faible qu'avec les glucides, ce qui évite le « coup de pompe » de 11 heures.

105. Suppléments suggérés pour retrouver la ligne

• L-arginine* : 2 à 5 g au coucher avec un verre d'eau ou, si le sommeil en est perturbé, une heure avant un exercice physique (dans les deux cas, sur un estomac vide) ;

• L-ornithine* : 1 à 2,5 g au coucher avec un verre d'eau ou, si le sommeil en est perturbé, une heure avant un exercice physique (dans les deux cas, sur un estomac vide) ;

• L-phénylalanine* : 500 mg, 1 gélule par jour, 1 heure avant un repas, pendant 4 semaines ;

• L-carnitine : 500 mg, 1 à 2 gélules par jour (sur un estomac vide) ;

• Vitamine C : 1 à 3 g par jour ;

• Vitamine B6 : 50 mg, 1 comprimé par jour ;

• Complexe de vitamines B : 50 mg, 1 à 3 comprimés par jour ;

• Multi-vitamines/multi-minéraux : 1 comprimé matin et soir ;

• Facteur de tolérance au glucose (chrome organique) : 200 à 600 µg par jour ;

• Lécithine : 2 à 3 cuillères à café par jour ;

• Huile d'onagre : 2 à 3 capsules matin et soir.

* **PRÉCAUTIONS :** *Arginine et ornithine ne doivent être données ni aux enfants ni aux adolescents. Elles sont contre-indiquées dans les cas suivants : herpès (arginine seulement), schizophrénie, grossesse et allaitement. Des doses supérieures à 10 g par jour peuvent entraîner des déformations osseuses. La phénylalanine peut provoquer de l'hypertension et ne doit pas être prise si vous souffrez de phénylcétonurie, si vous suivez un traitement anti-dépresseur aux IMAO, si vous êtes*

enceinte et si vous souffrez d'un cancer de la peau. Consultez votre médecin.

106. Les régimes amaigrissants

Les régimes riches en protéines et pauvres en glucides sont à la mode et peuvent obtenir à court terme de bons résultats. Mais ces régimes ne sont pas sans danger :

– Le corps a besoin de glucides pour le métabolisme des graisses et des protéines. Un régime sans glucides peut se traduire à long terme par des atteintes cellulaires et des troubles nerveux ;

– Tous les régimes hypocaloriques créent des carences en plusieurs vitamines et minéraux. Une supplémentation adéquate doit toujours les accompagner. Voici des exemples de régimes carencés :

- Régime 1 : 300 g de viande et de poisson, 400 à 500 g de légumes verts, 200 à 300 g de fruits, lait, yoghourt, fromage blanc (150-350 g) et fromage (20-40 g), très peu de pain, riz, pommes de terre = carences en vitamines D et E.
- Régime 2 : 200-250 g de poisson et de viande, peu de lait, yoghourt, fromage blanc (100-200 g) et fromage (0-20 g). Légumes verts (300-400 g), fruits (250-400 g), moins de 150 g de pain, riz, pommes de terre, légumes secs = carences en vitamines B1, B6, D et E.
- Régime 3 : moins de 100 g de viande et de poisson ; peu de lait, yoghourt, fromage blanc (moins de 100 g) et fromage (moins de 20 g) ; beaucoup de légumes verts (400-550 g) et de fruits (100-350 g) ; céréales, pain, riz, pommes de terre, légumes secs (175-200 g) = carences en vitamines D, E et pratiquement toutes les vitamines du groupe B.

– Une fois absorbées, les protéines donnent naissance à des sous-produits toxiques. Un excès de protéines peut se traduire par un excès d'acide urique, que le corps ne sera plus capable d'éliminer. Les sels de cet acide se logent alors dans les articulations et constituent la cause principale des arthrites et de la goutte. Par ailleurs, de nombreux aliments riches en protéines contiennent des nitrites ou des nitrates (viande, charcuterie, poissons fumés) qui se transforment en nitrosamines dans l'estomac. Les nitrosamines sont à l'origine de l'apparition de cancers gastro-intestinaux.

Si vous souhaitez suivre un régime amaigrissant, consultez d'abord votre médecin ou un médecin nutritionniste, car il existe des contre-indications : par exemple, il ne faut pas suivre un régime à base de protéines si vous êtes enceinte ou si vous souffrez de goutte ou d'arthrite.

107. Les ennemis de votre régime

– Le sucre : qu'il s'agisse de fructose (sucre naturel présent dans le miel et les fruits), glucose (la forme de sucre la plus simple, présente dans le sang), lactose (sucre du lait), maltose (obtenu à partir de levures), saccharose (issu du raffinage du sucre de canne et de betterave, le sucre consommé en morceaux), attention aux effets du sucre sur le régime et la santé en général. Le sucre peut se dissimuler dans des produits à l'aspect innocent :

- Les jus de fruits du commerce ;
- Certains médicaments (Maalox, sirops antitussifs, etc.) ;
- Le ketchup, le beurre de cacahuètes ;
- Les légumes en boîte, les cubes pour bouillons.

– Le sel : une consommation de sel supérieure à 15 g par jour est excessive, tant pour le régime que vous suivez que pour votre santé. Un excès de sel peut entraîner de l'hypertension, augmenter le risque cardiaque et provoquer des troubles divers, migraines par exemple. Le sel peut se cacher dans les aliments, boissons et médicaments les plus divers :

- Boissons gazeuses « light » : elles contiennent moins de sucre (donc moins de calories) mais toujours beaucoup de sodium ;
- Laxatifs : quelques-uns contiennent du sodium (exemple : sulfate de sodium) ;
- Charcuterie : jambon de pays, bacon, viandes fumées, saucisses de Francfort, corned-beef sont riches en sel.

– Les traitements médicaux : certains médicaments peuvent entraîner une augmentation de poids : anticoagulants, antidépresseurs, anti-inflammatoires, antispasmodiques, contraceptifs oraux, corticoïdes, tranquillisants, sédatifs, barbituriques, hypnotiques. Interrogez votre médecin.

108. Et ceux qui veulent prendre du poids ?

Au nombre d'articles et de livres écrits sur le sujet, on pourrait penser que seuls les problèmes de perte de poids méritent d'être discutés. On aurait tort. En réalité, nombreux sont les hommes qui cherchent à prendre du poids et du volume musculaire. Pour ceux-là il est souvent plus difficile de prendre quelques kilogrammes que de les perdre.

109. Les erreurs à ne pas commettre

Si vous cherchez à prendre du poids, ne vous précipitez pas sur les sucreries, les pâtisseries ou les glaces. Il ne s'agit pas d'alourdir votre corps en graisses, mais de consommer des aliments qui nourriront non seulement vos muscles (protéines) mais vous fourniront également de l'énergie (glucides complexes). Évitez les charcuteries, le veau, l'agneau, les fast foods, les sauces, le beurre, la confiture, le lait entier, les fruits en conserve, les fromages trop gras, les chips et les frites, les pizzas au fromage, les crackers, pistaches et autres cacahuètes, les boissons gazeuses non allégées, l'alcool, le sucre et le sel de table, la caféine présente dans le café et le thé.

110. Ce dont vous avez besoin

– Un vrai petit déjeuner : chaque jour, par exemple, 1 banane + 2 œufs à la coque + 2 tartines de pain complet avec margarine + 1 verre de lait demi-écrémé + 1 bol de céréales + des vitamines.

– De la viande et du poisson : au moins une fois par jour. Préférez des viandes maigres (poulet, dinde, rumsteak – évitez les entrecôtes et les sauces). Alternez viande et poisson (thon au naturel). Mangez du foie.

– Des légumes : pomme de terre, laitue, chou, concombre, céleri, carotte, asperge, épinard, chou-fleur, maïs, lentilles, champignons, tomate, riz brun...

– Des fruits frais (nectarines...) et secs, et des jus de fruits de toutes sortes.

– Des laitages : yoghourt, lait demi-écrémé, fromages allégés.

– Des pâtes (mais attention aux sauces).

– Des blancs d'œufs (riches en acides aminés).

– Des suppléments de protéines : ils se présentent sous forme de poudre. Vous pouvez les mélanger avec du lait ou du jus d'orange. À prendre une à deux fois par jour.

– De l'exercice (anaérobie) : inscrivez-vous dans une salle de gymnastique et profitez-en pour faire de la musculation au moins trois fois par semaine. Votre prise de poids sera ainsi due à un développement musculaire. En associant musculation et régime ci-dessus, vous pouvez gagner 5 kg dans les trois premiers mois. Des gains (hommes) de 8 à 10 kg après 16 à 24 mois de ce programme sont fréquents.

111. Suppléments suggérés pour augmenter l'appétit et prendre du poids

- **Vitamine B12 : 2 000 µg, en prise sublinguale au petit déjeuner ;**
- **Vitamine B6 : 100 mg matin et soir ;**
- **Multivitamines/multiminéraux : 1 à 2 comprimés par jour ;**
- **L-isoleucine : 1000 mg par jour (sur un estomac vide) ;**
- **L-leucine : 1500 mg par jour (sur un estomac vide) ;**
- **L-valine : 1000 à 1500 mg par jour (sur un estomac vide) ;**

- **L-carnitine (elle renforce l'effet anabolisant des trois acides aminés ramifiés ci-dessus): 500 à 1500 mg par jour (sur un estomac vide);**
- **Lait: 1 verre au moins de lait demi-écrémé par jour avec un peu de miel;**
- **Levure de bière : 1 cuillère à soupe;**
- **Acidophilus: 3 cuillères à soupe;**
- **Protéines en poudre: 1 cuillère à soupe (2 à 3 si vous faites de la musculation);**
- **Pollen d'abeille: 20 à 30 g par jour.**

112. Ce qui se passe à l'intérieur se voit à l'extérieur

La beauté, c'est d'abord une affaire de nutrition. Toutes les crèmes du monde n'y pourront rien : si votre alimentation est déséquilibrée ou carencée, si vous fumez, si vous suivez certains traitements médicaux, votre peau sera le reflet fidèle des atteintes que vous faites subir à votre corps.

Certains nutriments ont la propriété de nettoyer votre corps jusqu'à la moindre cellule, d'améliorer la transmission de l'influx nerveux, de vous défatiguer, de désintoxiquer l'organisme des poisons que vous absorbez (le cadmium contenu dans la cigarette en est un) et de s'opposer à l'oxydation des cellules par les radicaux libres. Grâce à eux, grâce à une supplémentation adéquate, vous pouvez obtenir, retrouver ou garder un teint éclatant.

113. Les nutriments qui veulent du bien à votre peau

– Vitamine A (et provitamine A) : elle préserve l'élasticité et la douceur de votre peau, favorise la cicatrisation et la croissance des tissus et aide l'épiderme à résister aux infections. La provitamine A ou bêta-carotène (qui se transforme en vitamine A dans l'organisme) a un autre avantage : elle colore légèrement la peau et accélère le bronzage.

– Vitamines B2 (riboflavine) et B6 (pyridoxine): elles jouent un rôle majeur dans la santé de la peau et la lutte contre la séborrhée et les points noirs.

– Vitamine C : participe à la constitution du collagène, ce ciment de la peau, prévient l'éclatement des capillaires (couperose), combat l'acné et les infections de la peau.

– Vitamine E : un antioxydant majeur qui s'oppose à la formation des radicaux libres et permet de prolonger la vie des cellules. Avec la vitamine C, elle améliore la circulation sanguine, l'irrigation des cellules et accélère la cicatrisation.

– Choline et inositol : permettent de contrôler la formation de cholestérol et aident à l'élimination des dépôts graisseux cutanés.

– Cystéine : aide la peau à garder sa souplesse et prévient la formation des rides.

– Zinc, calcium, potassium, cuivre et fer : le zinc favorise la cicatrisation de la peau et la lutte contre l'acné, le calcium aide la peau à rester douce, le potassium constitue un remède aux peaux sèches, le cuivre permet de colorer la peau, le fer combat la pâleur.

– Chlorophylle : stimule la croissance des tissus.

– Acidophilus : prévient l'apparition des éruptions cutanées dues aux infections bactériennes.

114. Suppléments suggérés pour un look d'enfer

- **Multivitamines/multiminéraux : 2 comprimés matin et soir ;**
- **Vitamine A (anhydre) : 15 à 20 000 UI, 2 gélules par jour pendant 5 jours, puis une pause de 2 jours ;**
- **Complexe de vitamines B : 100 mg, 1 comprimé par jour après un repas ;**
- **Vitamine C (avec bioflavonoïdes) : 1000 mg, 3 comprimés par jour aux 3 repas ;**
- **Vitamine E (anhydre) : 400 UI, 1 à 3 gélules par jour (après un repas) ;**
- **Cystéine* : 1000 mg, 1 fois par jour entre les repas ;**

- **Zinc (gluconate) : 15 à 50 mg par jour si vous êtes pâle ou si vous avez de l'acné ;**
- **Lécithine (granulés) : 2 cuillères à soupe après un repas ;**
- **Acidophilus : 2 cuillères à soupe après chaque repas ;**
- **Chlorophylle : 1 cuillère à soupe après chaque repas.**

* **PRÉCAUTIONS :** *Il est déconseillé aux personnes diabétiques de consommer des doses importantes de cystéine + vitamine C + vitamine B1. Consulter votre médecin.*

115. Stratégie anti-rides

– Évitez le dessèchement de la peau. Pour cela, que vous soyez une femme ou un homme, appliquez une crème hydratante après une douche, un bain, ou vous être lavé le visage.

– Prenez des suppléments :

- **Multivitamines/multiminéraux : 1 à 2 comprimés par jour (après un repas) ;**
- **Vitamine B5: 500 à 1000 mg par jour ;**
- **Vitamine C : 500 à 1000 mg par jour ;**
- **Bêta-carotène : 2 000 ER (équivalents rétinol) par jour ;**
- **Complexe vitaminique B : 100 mg, 1 à 3 comprimés par jour ;**
- **L-cystéine : 300 à 500 mg par jour.**

116. Soleil : attention, danger !

De fréquents coups de soleil exposent au risque de développer un cancer de la peau. En effet, les ultraviolets entraînent une peroxydation des acides gras de la peau (radicaux libres) qui vieillissent prématurément les cellules ou les détruisent : les rides s'installent, puis se creusent dès que l'organisme ne parvient plus à remplacer les cellules détruites (après 30 ans, ce processus de régénération se ralentit).

Si vous êtes sensible aux coups de soleil, il est conseillé de porter un chapeau, une chemise à manches longues et d'éviter les shorts. Les bons « écrans » contiennent soit de l'acide para-aminobenzoïque, soit de la benzophénone. Pour le contour des yeux, le nez, les lèvres vous pouvez utiliser des crèmes à base d'oxyde de zinc. Et si ces conseils arrivent trop tard, essayez le cocktail qui suit jusqu'à disparition des brûlures :

- **Vitamine E (crème) : appliquer 3 fois par jour ;**
- **Aloe vera (gel) : appliquer 3 fois par jour ;**
- **Multivitamines/multiminéraux : 1 comprimé par jour ;**
- **Vitamine C : 1 000 mg, 1 comprimé 2 fois par jour.**

Si vous recherchez un bronzage maximum, utilisez une crème adaptée à la sensibilité de votre peau et essayez les suppléments suivants :

- **Bêta-carotène (Phytobronze) : 3 à 4 gélules par jour ;**
- **Vitamine E : 200 à 600 UI par jour ;**
- **Acide pantothénique (vitamine B5) : 100 mg, 1 à 2 comprimés par jour.**

117. Pour en finir avec l'acné

L'acné est une maladie de la peau qui ne se limite pas aux épidermes des adolescents. L'acné apparaît lorsque la production de sébum et de cellules mortes dépasse la capacité d'expulsion des pores. À l'âge adulte, certains facteurs favorisent ou aggravent les poussées acnéiques : contraceptifs oraux, stress, règles, ultraviolets, l'application de corps gras (produits de maquillage à base d'huiles, huile solaire...). Les suppléments suivants peuvent vous aider :

- **Multivitamines/multiminéraux : 1 comprimé par jour ;**
- **Vitamine E : 400 UI, 1 à 2 gélules par jour ;**
- **Vitamine A (anhydre) : 25 000 UI, 1 gélule par jour pendant 5 jours, puis pause de 2 jours ;**
- **Zinc : 50 mg, 1 comprimé par jour ;**
- **Acidophilus liquide : 6 gélules par jour en 2 prises ;**
- **Huile d'onagre : 2 capsules matin et soir.**

118. Pour en finir avec les verrues

La plupart des verrues disparaissent d'elles-mêmes dans les deux ans. Il existe de nombreux traitements contre les verrues, qu'il s'agisse de médicaments ou de techniques plus radicales (cryothérapie, brûlure, chirurgie au laser, chimiothérapie destinée à l'origine à certains cancers de la peau), mais l'application (externe) de vitamine E donne de bons résultats. Vous pouvez essayer ce qui suit :

- **Vitamine E en crème (application externe) : appliquer 1 à 2 fois par jour sur la région concernée ;**
- **Vitamine E 400 UI (prise orale) : 3 fois par jour ;**
- **Vitamine C : 1 000 mg, 1 à 2 comprimés par jour.**

119. Problèmes de peau au masculin : la solution

Le rasage quotidien est une épreuve redoutable pour la peau, et certaines pratiques masculines la rendent encore plus désastreuse, d'où rougeurs et irritations en tout genre. Soulignons d'abord que certains hommes ne savent pas encore se raser : la peau du visage doit être humectée à l'eau chaude (et non froide), la mousse ou crème doit être laissée une minute au moins (et non 10 secondes) et la lame de rasoir rincée à l'eau froide (et non à l'eau chaude). Évitez surtout les lotions dites « après-rasage » à base d'alcool (certaines en contiennent jusqu'à 80 % !) qui ne font qu'assécher et irriter la peau. Préférez-leur des crèmes. Et essayez le programme de suppléments ci-dessous.

- **Multivitamines/multiminéraux : 1 comprimé par jour ;**
- **Vitamine E : 200 à 400 UI, 1 à 2 gélules par jour ;**
- **Vitamine A (anhydre) : 10 000 UI, 1 à 2 gélules par jour pendant 5 jours, puis une pause de 2 jours ;**
- **Zinc (gluconate) : 15 à 50 mg, 3 comprimés par jour, aux repas.**

120. Les ennemis de votre peau

– Les médicaments : peu de médecins vous préviennent des effets néfastes possibles de certaines molécules sur la peau. La liste ci-dessous vous aidera à demander à votre médecin une prescription alternative, si votre peau réagissait mal :

Médicament	*Risques possibles pour la peau*
Abiosan	Photosensibilisation
Equanil	Rougeurs, dermites
Hexacycline	Photosensibilisation
Librium	Éruptions
Phénobarbital	Rougeurs, démangeaisons
Fortal	Œdèmes, rougeurs, desquamation
Tofranil	Démangeaisons, rougeurs
Valium	Rougeurs, œdèmes
Tétracycline	Photosensibilisation
Tétramig	Photosensibilisation

– L'air froid et le vent déshydratent la peau. Solution : crème à base d'acide para-aminobenzoïque, vitamine E en crème, quotidiennement ;

– L'alcool déshydrate la peau, dilate les vaisseaux sanguins. Solution : réduisez votre consommation d'alcool, augmentez vos rations de vitamines A, C et E. Appliquez quotidiennement de la vitamine E sur la peau ;

– La caféine déshydrate la peau, épuise les réserves de vitamines B, potassium et zinc. Solution : réduisez votre consommation de café, chocolat, thé et Pepsi/Coca-Cola. **Supplémentez chaque jour en vitamines B (100 mg) et en zinc (15 à 50 mg) ;**

– Les régimes draconiens font perdre leur élasticité à la peau. Solution : ne perdez pas de poids trop brutalement (pas plus d'un kilogramme par semaine). **Supplémentez en vitamines A, C et E ;**

– Le stress provoque des rides. Solution : **supplémentez en vitamines B (100 mg, 1 à 3 fois par jour) et calcium/magnésium (3 comprimés par jour) ;**

– Le tabac endommage le collagène de la peau, épuise les réserves de vitamine C de l'organisme et donne un teint de papier mâché. Solution : arrêtez de fumer, augmentez votre consommation d'aliments riches en vitamine C, acide pantothénique et carotène (pour corriger le teint).

121. Des cheveux en pleine forme

Le cheveu se nourrit de minéraux, de protéines, de vitamines, de graisses et de glucides qui lui sont apportés par les capillaires. Une carence ou un déséquilibre dans votre régime alimentaire ont des répercussions immédiates sur la santé du cheveu – et aucun shampooing ou conditionneur n'y fera rien !

122. Les ennemis des cheveux

- Déséquilibres alimentaires : qu'il s'agisse de régimes-chocs ou d'anorexie, les conséquences sur la chevelure sont dramatiques.
- Pratiques cosmétiques et d'hygiène : les colorations ou décolorations abîment les cheveux. Les sèche-cheveux ne devraient être utilisés que sur leur puissance intermédiaire et jamais jusqu'à séchage total de la chevelure. Le brossage doit être réduit au strict minimum.
- Médicaments : les anticoagulants, les androgènes, les antimitotiques entraînent des chutes spectaculaires, en général réversibles.

123. Les nutriments qui améliorent l'état des cheveux

- Les vitamines B : elles sont indispensables à la croissance et au remplacement des cheveux. Des suppléments d'acide folique, PABA, acide pantothénique, inositol freinent la chute des cheveux et favorisent dans certains cas la repousse.
- La vitamine A : elle renforce l'action des vitamines B, rend la chevelure souple et brillante.
- La cystéine est un composant du cheveu. Des suppléments sont recommandés si vos cheveux sont abîmés.

124. Suppléments suggérés pour revitaliser des cheveux abîmés

- **Multivitamines/multiminéraux : 1 comprimé par jour (après un repas) ;**
- **Complexe vitaminique B (action prolongée) : 100 mg, 1 à 3 comprimés par jour ;**
- **Vitamine A anhydre (ou provitamine A) : 10 000 à 20 000 UI par jour, pendant 5 jours, puis pause de 2 jours ;**
- **Cystéine : 500 à 1 000 mg par jour (sur un estomac vide);**
- **Huile de jojoba : quelques gouttes sur la chevelure humide après le shampooing ;**
- **Acide pantothénique (en lotion) : frictionner la chevelure chaque matin.**

125. Comment favoriser la repousse

Si certaines alopécies féminines peuvent être traitées avec succès (hormones), il n'existe malheureusement pas de traitement miracle hormis chirurgical, notamment pour les calvities masculines. Le minoxidil peut donner quelques résultats, mais ils disparaissent à l'arrêt du traitement. Essayez les compléments suivants, ils peuvent améliorer la santé de votre cuir chevelu et de vos cheveux :

- **Huile de jojoba : quelques gouttes sur la chevelure humide, après le shampooing ;**
- **Vitamine C : 3 000 mg par jour ;**
- **Complexe de vitamines B (avec blotine) : 100 mg, 2 à 3 fois par jour ;**
- **Choline et inositol : 1 000 mg de chacun, quotidiennement ;**
- **Cystéine : 1 000 mg par jour ;**
- **Multiminéraux (dont calcium : 1000 mg magnésium : 500 mg), 1 comprimé par jour ;**
- **Vinaigre de cidre : 2 cuillères matin et soir.**

126. Des vitamines contre les pellicules

- **Multivitamines/multiminéraux : 1 comprimé matin et soir ;**
- **Vitamine F : 1 capsule avec chacun des 3 repas ;**
- **Sélénium :100 µg, 2 fois par jour.**

127. Pour les cheveux ternes

- **Multivitamines/multiminéraux : 1 comprimé matin et soir ;**
- **Vitamine F : 1 capsule à chacun des 3 repas ;**
- **Lécithine : 1 cuillère à café à chacun des 3 repas.**

128. Pour freiner l'apparition des cheveux gris

Chez l'animal, des suppléments de PABA ont permis d'inverser ce processus et de redonner aux poils leur couleur d'origine. Essayez les suppléments suivants pendant un mois :

- **PABA : 500 mg, matin et soir après le repas, 5 jours par semaine ;**
- **Acide pantothénique : 500 mg, matin et soir après le repas ;**
- **Acide folique (vitamine B9) : 5 à 15 mg par jour.**

129. Vitaminez vos ongles

Si votre alimentation est déficitaire en protéines, vitamines A et C ainsi qu'en zinc, ne vous étonnez pas que vos ongles poussent moins vite ou qu'ils soient cassants. Les suppléments ci-dessous peuvent vous donner du tonus jusqu'au bout des doigts :

- **Multivitamines/multiminéraux : 1 comprimé par jour (après le repas) ;**
- **Vitamine C : 500 mg, 1 à 3 comprimés par jour ;**
- **Vitamine A : 10 000 UI, 1 comprimé par jour après le repas pendant 5 jours, puis pause de 2 jours ;**
- **Complexe de vitamines B : 50 mg, 1 à 2 comprimés par jour ;**
- **Vitamine E : 200 à 400 UI, 1 comprimé par jour ;**
- **Silice (EPA-Silice) : 2 comprimés par jour (aux repas) pendant 10 jours.**

Si vos ongles sont décolorés : 10 à 50 mg de zinc. S'ils sont cassants : un complexe B + biotine 5 mg.

130. Mordez ces vitamines à pleines dents

Des soins réguliers, une alimentation appropriée peuvent vous permettre de garder vos dents toute votre vie. Les gencives doivent faire également l'objet d'attentions : après 45 ans, les gingivites ont une incidence de 80 %. Pour éviter ces problèmes :

- Brossez vos dents au moins 2 fois par jour.
- Utilisez un dentifrice au fluor ; évitez les dentifrices « pour fumeurs » destinés à effacer les taches de nicotine, ils peuvent abîmer vos gencives et rendre vos dents plus sensibles au chaud et au froid.

- Choisissez une brosse à poils souples et arrondis ; les brosses dures sont dangereuses pour les gencives.
- Ne donnez pas de sucre (bonbons, jus de fruits) aux enfants au moment du coucher ; à partir de l'âge de 3 ans, emmenez régulièrement vos enfants chez le dentiste.
- Modifiez vos habitudes alimentaires, pour limiter les effets des sucres et des glucides : les enzymes présentes dans la salive changent les amidons en sucre ; les bactéries sur vos dents transforment ce sucre en acide qui s'attaque aux dents.
- En cas de carie, réduisez sévèrement votre consommation de sucres raffinés et augmentez la part des légumes frais dans votre alimentation.
- En cas de gingivite ou de problèmes périodontaux, augmentez votre consommation de calcium. Assurez-vous de ne pas manquer de vitamines A, C et E. Prenez par exemple 1 comprimé de multivitamines/multiminéraux après le déjeuner et le dîner.
- Si vos gencives saignent, prenez **1 comprimé de vitamine C (1 000 mg) 3 fois par jour.**
- Si vous avez mauvaise haleine, il est conseillé de prendre **1 à 2 cuillères d'acidophilus liquide (1 à 3 fois par jour) ; 1 comprimé de chlorophylle 3 fois par jour ; 1 à 3 comprimés de zinc (50 mg).**

131. Préservez votre capital-vue

Une alimentation déficitaire en vitamine A et en zinc peut être à l'origine de troubles visuels. Quelques réflexes simples peuvent soulager ou résoudre certains problèmes de vision :

- Myopie : il existe une relation directe entre la quantité de sucres et de glucides raffinés consommés et la myopie. Réduisez votre consommation de ces produits et **compensez par un complément de vitamines B** (voir ci-après).

• Sécheresse ou irritation : ces symptômes peuvent être dus à un manque de vitamines B. Compléments recommandés : **complexe de vitamines B, 100 mg, 1 à 3 comprimés par jour ; zinc : 15 à 50 mg, 1 comprimé par jour.**

• Baisse de la vision nocturne : augmentez votre consommation de vitamine A. Compléments recommandés : **10 000 à 25 000 UI par jour, 5 jours par semaine.**

• Glaucome : la vitamine C n'a pas de vertu curative, mais elle peut s'avérer utile dans le traitement de cette maladie. Consultez votre médecin pour des contre-indications possibles (interactions avec d'autres médicaments).

• Cataracte : le calcium peut prévenir l'apparition de la cataracte chez les personnes âgées. Compléments recommandés : **multivitamines/multiminéraux avec 1 000 mg de calcium, 500 mg de magnésium, 200 UI de vitamine E, 1 comprimé par jour.**

V

Retrouvez la forme avec les suppléments

132. La fatigue

C'est la cause de consultation la plus fréquente. Des centaines de milliers de Français se plaignent d'être fatigués, mais la fatigue peut revêtir les formes les plus diverses. Si vous êtes souvent fatigué, la première chose à faire est de consulter un médecin pour procéder à un check-up qui permettra d'éliminer l'existence d'une maladie (maladies cardio-vasculaires, hypertension, infections virales, allergies, arthrite, diabète, cancer en particulier).

La fatigue est souvent liée à un état dépressif dont la personne n'est pas forcément consciente. En effet, la sensation de fatigue ne s'accompagne pas toujours, dans ce cas, de baisses de moral ou de pensées sombres. Le stress est aussi un facteur déclenchant (le stress impose une surcharge de travail à l'organisme). Le retour à un état de forme passe dans tous ces cas par un traitement de l'état psychologique ou une modification des habitudes de vie. **Mais la fatigue peut tout aussi bien être due à l'environnement dans lequel vous évoluez** (pollution de l'air, agents allergènes, additifs alimentaires, pesticides, etc.).

Le mauvais réflexe, c'est d'avoir recours à des palliatifs qui « masquent » la fatigue à court terme, mais se traduisent inévitablement par une dégradation à long terme, par exemple :

– Le café ou certains médicaments « coups de fouet » qui contiennent de la caféine ;

– Le tabac (plus de 5 cigarettes par jour), qui épuise vos réserves en vitamine C ;

– Le sucre et les aliments sucrés.

133. Stratégie anti-fatigue

– Respectez votre biorythme. 20 % de la population dort moins de six heures par nuit. C'est nettement insuffisant, en particulier si vous avez une activité physique ou intellectuelle importante.

Selon le docteur Armand Murray, du Centre d'études sur le sommeil à l'Université de Cornell (New York, USA), il suffit de 3 nuits de veille tardive à la suite pour bouleverser notre horloge interne pendant les deux semaines suivantes.

– Dépolluez votre organisme. Dans 15 à 20 % des cas, une fatigue chronique est due à une pollution passive. Si vous êtes sujet aux allergies, il y a de grandes chances que votre fatigue provienne de la pollution. Les allergènes (pollens, poussière, poils d'animaux), les polluants de l'air (monoxyde de carbone, oxyde de soufre, oxydes d'azote, fumée de cigarettes, ozone, formaldéhyde, colles, peintures) en particulier minent votre énergie. Des substances polluantes telles que les oxydes de soufre et d'azote augmentent considérablement la quantité de radicaux libres dans le corps, ce qui provoque un vieillissement prématuré et peut à long terme entraîner l'apparition de maladies dégénératives (maladie d'Alzheimer, arthrites, cancers, athérosclérose). Si vous vivez dans un environnement pollué, si vous vous plaignez de fatigue chronique, de maux de tête, de troubles de la mémoire, de troubles respiratoires, de maux de gorge, augmentez la part des antioxydants dans votre alimentation.

Les suppléments suivants sont aussi recommandés pour purifier votre organisme :

- **Bêta-carotène (pro-vitamine A) : 10 000 à 25 000 UI ;**
- **Complexe vitaminique B : 100 mg, 1 à 3 fois par jour ;**
- **Vitamine C : 1 000 mg, 1 à 3 fois par jour ;**
- **Vitamine D : 200 à 400 UI ;**
- **Vitamine E : 400 à 800 UI ;**
- **Calcium : 250 à 1 000 mg ;**
- **Magnésium : 2 fois moins que de calcium ;**
- **Zinc : 15 à 50 mg ;**
- **Manganèse : 2 à 10 mg ;**
- **Fer : 10 à 15 mg ;**

- **Cuivre : 2 à 3 mg ;**
- **Sélénium : 50 à 200 µg ;**
- **Chrome : 50 à 200 µg ;**
- **Iode : 50 à 150 µg ;**
- **Molybdène : 50 à 200 µg.**

– Rééquilibrez votre alimentation. Évitez les aliments riches en sucre (une élévation soudaine du taux de glucose est généralement suivie d'une baisse aussi brusque de ce taux). Évitez caféine, tabac et alcool. Ayez une alimentation riche en glucides complexes (fruits, légumes, céréales) et en fibres. Buvez 1,5 à 3 litres d'eau par jour.

– Évitez de prendre du poids : ne dépensez pas votre énergie à « transporter » des kilos superflus.

– Évitez les somnifères, et dans la mesure du possible les médicaments tranquillisants. Vous trouverez dans ce livre des suggestions à base de suppléments de vitamines, acides aminés et minéraux qui peuvent vous aider à retrouver naturellement le sommeil et l'équilibre sans avoir forcément recours à des solutions médicamenteuses.

– **Le stress est une source de fatigue, mais le manque de stress a exactement les mêmes conséquences.** L'absence de challenges, de perspectives, d'intérêt dans vos activités précède souvent l'installation d'une fatigue chronique. Stress ou manque de stress, remettez en cause votre style de vie.

Faites l'exercice suivant : commencez par dessiner deux cercles, côte à côte. Découpez le cercle de gauche, à la manière des parts d'une tarte, selon l'usage que vous faites aujourd'hui de votre temps : part du travail (dont temps de transport), sommeil, temps consacré à vos enfants, temps consacré à l'ensemble de votre famille, aux lectures de détente, aux hobbies, au sport, aux arts, à la communauté, aux amis, temps pour vous-même. Puis faites la même chose dans le cercle de droite en indiquant la répartition idéale, celle que vous souhaiteriez. Vous vous apercevrez peut-être que 60 à 75 % de votre temps passe dans le travail, les transports et le sommeil. En rééquilibrant vos centres d'intérêt, en consacrant plus de temps aux activités non professionnelles, vous diminuerez le stress du travail, vous créerez un « bon » stress, vous gagnerez en créativité, en dynamisme et enrichirez votre vie affective. Vous aurez plus de recul par rapport à votre carrière et à vos objectifs.

– Faites régulièrement de l'exercice. Aucun régime, aucun supplément ne peut remplacer les bénéfices de l'exercice. Plus vous êtes actif et plus vous avez de l'énergie. L'énergie provient d'une consommation de calories (fournies par la nourriture), l'oxygène étant le carburant qui transforme ces calories en énergie. Si votre corps ne reçoit pas assez d'oxygène, vous manquez d'énergie. **Plus vous êtes actif, plus vous avez d'énergie... et plus vous êtes actif.** L'exercice, combiné à un régime alimentaire adéquat, voilà ce dont vous avez besoin.

Suppléments suggérés pour augmenter votre énergie :

- **Multivitamines/multiminéraux : 1 comprimé 2 fois par jour ;**
- **Vitamine A : 10 000 à 25 000 UI par jour pendant 5 jours, puis une pause de deux jours ;**
- **Complexe de vitamines B : 100 mg matin et soir ;**
- **Vitamine B12 : 500 µg par jour (prise sublinguale) ;**
- **Vitamine C : 1 à 3 g par jour ;**
- **Vitamine E : 400 à 1 000 UI par jour ;**
- **Vitamine B2 : 100 à 300 mg par jour ;**
- **Fer : 30 à 60 mg par jour ;**
- **Zinc : 50 mg, 3 fois par jour ;**
- **Acides aminés essentiels : 1 comprimé par jour ;**
- **Vinaigre de cidre : 2 cuillères matin et soir.**

134. Le sport : votre assurance-santé

Le sport combat la fatigue, permet de contrôler le poids et facilite l'élimination. **La santé n'est pas totale si vous ne soumettez pas votre corps à une activité physique, quelle qu'elle soit.** L'exercice vous met à l'abri des crises cardiaques, diminue la tension artérielle, réduit le taux de cholestérol HDL. Un cœur entraîné à l'exercice a besoin de moins d'oxygène pour fonctionner et résiste mieux lorsque l'oxygène manque (ce qui est le cas lors d'une crise cardiaque). L'exercice stimule la sécrétion d'endorphines (analgésiques naturels) et diminue donc le stress et la dépression. L'exercice renforce le système immunitaire, facilite le traitement du diabète, augmente l'énergie et la sensation de bien-être, favorise l'assimilation des vitamines, des minéraux et des protéines.

Dans ce chapitre, vous trouverez des dizaines de conseils personnalisés et de suggestions de nutrition pour pratiquer un sport. Si vous êtes un sportif confirmé, vous verrez de quelle manière vous pouvez augmenter vos performances de 10, 20 ou même 30 %. Si vous êtes préoccupé par votre ligne, vous apprendrez comment on peut contrôler son poids par la pratique régulière d'un sport. Si vous cherchez à développer votre volume musculaire, vous serez surpris de la facilité avec laquelle vous atteindrez vos objectifs. Dans tous les cas, vous ferez le plein de dynamisme, de résistance, d'endurance et de confiance retrouvée !

135. Aérobie ou anaérobie ?

Les exercices aérobies sont ceux que vous faites lorsqu'il y a équilibre entre consommation et apport d'oxygène : jogging, aérobic, danse, cyclisme, natation, par exemple. Tous ces sports améliorent l'oxygénation et le métabolisme, tonifient le cœur. Ils revitalisent les réseaux capillaires, augmentent la capacité pulmonaire, favorisent l'élimination des toxines. 20 minutes d'exercice, trois fois par semaine, doivent constituer un objectif minimum.

Les exercices anaérobies se font en insuffisance d'apport d'oxygène (par exemple, sprint, musculation). Ils améliorent la tonicité musculaire et renforcent les os : la respiration est peu intense, mais la sollicitation musculaire est importante. L'haltérophilie, le bodybuilding, la musculation sont des exemples types. Ces exercices ont d'autres bénéfices : ils permettent de lutter contre le relâchement des muscles (abdominaux, muscles lombaires) qui contrôlent la posture.

Essayez de pratiquer à la fois les deux types d'exercice. Si vous êtes adhérent d'une salle de gymnastique, suivez des cours d'aérobic et faites des exercices de musculation. Ce conseil est particulièrement important pour les femmes et les personnes âgées qui négligent généralement la musculation, mais sont menacées par l'ostéoporose.

Pour atteindre une forme physique réelle, les spécialistes recommandent 15 à 60 minutes d'activité sportive (aérobie), 3 à 5 fois par semaine.

136. Le cœur à l'ouvrage

Pour tirer le maximum de profit d'un exercice sportif, vous devez connaître la plage de sollicitation de votre cœur en nombre de battements par minute : seuil minimum (en deçà duquel vous ne bénéficiez pas de l'exercice) et seuil maximum à ne pas dépasser. Vous pouvez calculer ces deux chiffres simplement en soustrayant votre âge de 220, puis :

– pour le chiffre mini : (âge – 220) x 0,7

– pour le chiffre maxi : (âge – 220) x 0,85.

Exemple : vous avez 35 ans, vous solliciterez votre cœur entre 130 battements et 157 battements par minute pendant l'exercice.

ATTENTION : *Arrêtez tout exercice si vous ressentez une douleur dans la poitrine, des vertiges, des nausées. Ne reprenez pas l'entraînement sans avoir consulté un médecin.*

137. Médicaments ou exercice : il faut parfois choisir

Certains traitements s'accommodent mal d'une activité physique intense. Si vous prenez l'un des médicaments ci-dessous, consultez votre médecin avant d'envisager la pratique continue d'un sport :

– Amphétamines (stimulants du système nerveux central) ;

– Anticoagulants : leur efficacité est augmentée pendant un exercice ;

– Antidépresseurs tricycliques : amitriptyline (Elavyl, Laroxyl), désipramine (Pertofran), imipramine (Tofranil), nortriptyline (Motival) ;

– Antihistaminiques (traitement des allergies : Phénergan, Polaramine, Primalan, Systral, Théralène) : risque de nausée et d'hypertension au cours d'un exercice physique ;

– Antihypertenseurs : plus efficaces à mesure que la température du corps s'élève ;

– Chloramphénicol (Cébénicol, Ophtaphénicol, Tifomycine) : perte d'efficacité à mesure que la température s'élève ;

– Digitaline : risque de toxicité ;

– Diurétiques : risque de déshydratation ;

– Scopolamine, scopolamine bromhydrate (Scopoderm, Sédol, Vagantyl) ;

– Propanolol (Avlocardyl, Béprane) ;

– Inhibiteurs MAO : iproniazide (Marsilid) ;

– Chlorpromazine (Largactil).

138. Sport et poids

Avant de savoir comment vous allez les perdre, commencez par évaluer le nombre de calories dont vous avez réellement besoin chaque jour :

– Calculez votre taux de métabolisme basal (TMB), c'est-à-dire le nombre de calories que vous devez absorber pour que votre corps fonctionne sans problème :

TMB = poids idéal x 24 (21,5 si vous êtes une femme).

– Ajoutez 30 % à ce chiffre si vous menez une vie sédentaire sans exercice ; ajoutez 50 % si votre travail vous impose peu de mouvement et si vous faites de l'exercice trois fois par semaine ; ajoutez 80 % si votre vie est très active et si vous faites du sport plus de trois fois par semaine.

– Exemple : vous êtes un homme de 80 kg, sédentaire, sans activité sportive et votre poids idéal est de 73 kg. Le calcul de votre TMB donne : 73 x 24, soit 1752 calories. Vos besoins quotidiens sont de : 1752 + 526 = 2 278 calories. Si vous consommez effectivement 2 278 calories par jour, vous atteindrez finalement votre poids de forme.

La pratique régulière d'un sport peut vous aider à brûler plus de calories que vous n'en consommez, et donc perdre du poids :

Si vous pesez entre 50 et 60 kg	*temps nécessaire en minutes pour brûler 100 calories*
marche (3 km/h)	48
marche (5 km/h)	33
vélo (10 km/h)	22
golf	20
tennis	20
ski de descente	20
aérobic	13
natation, aviron	12
ski de fond	10
cyclisme	10
course à pied (15 km/h)	7

Si vous pesez entre 70 et 80 kg	*temps nécessaire en minutes pour brûler 100 calories*
marche (3 km/h)	40
marche (5 km/h)	25
vélo (10 km/h)	17
golf	14
tennis	14
ski de descente	14
aérobic	9
natation, aviron	8
ski de fond	7
cyclisme	7
course à pied (15 km/h)	5

Un kilogramme de graisse corporelle contient 7 500 calories. Si vous faites en sorte de perdre 500 calories par jour grâce à l'exercice, vous aurez maigri d'un kg en deux semaines.

139. Alimentation et sport

Si vous ne recherchez pas le volume musculaire, vous n'avez pas besoin de plus de 100 grammes de protéines par jour, quel que soit le sport que vous pratiquez. Manger plus de protéines (et en particulier des protéines animales) ne vous fera aller ni plus loin ni plus vite. Au contraire, vous courez le risque, par une consommation excessive de phosphore – contenu dans les viandes–, de perdre du calcium, du zinc, du potassium et du magnésium. De plus, les protéines en excès sont transformées en graisses par le corps.

Ce dont vous avez besoin, c'est de carburant, c'est-à-dire des glucides. Il existe deux types de glucides : les glucides simples (à utilisation rapide : sucre, miel, bonbons) et les glucides complexes (à utilisation lente : pain, riz, pommes de terre, pâtes, céréales, légumes). Dans l'idéal, votre régime alimentaire doit donner la part belle aux glucides complexes. Les glucides complexes favorisent la combustion des graisses du corps et ce sont les aliments de la performance. Par exemple, savez-vous quelle est la nourriture de base des coureurs du Tour de France ? Les pâtes ! Au contraire, les glucides simples ont des inconvénients pour le sportif : ils augmentent le taux de triglycérides (graisses) du sang et le risque de caries.

Voici à titre d'exemple le type de régime alimentaire recommandé par le docteur Haas dans son livre *Manger pour gagner* :

- glucides à utilisation lente (amidons) : 60 à 80 %,
- glucides à utilisation rapide (sucres) : 5 à 10 %,
- protéines (d'origine animale et végétale) : 10 à 15 %,
- lipides (d'origine animale et végétale) : 5 à 20 %.

140. Pouvez-vous améliorer vos performances en prenant des suppléments ?

La réponse est oui. Et ce pour plusieurs raisons :

– **Vous n'avez, au moment où vous lisez ces lignes, probablement pas votre quota minimum de vitamines et de minéraux.** Contrairement à ce que vous pensez, vous présentez certainement une carence dans l'un au moins de ces nutriments essentiels : vitamine A (si vous suivez un régime pauvre en graisses) ; vitamine B1 et magnésium (un

Français sur deux) ; vitamine B2 (si vous faites beaucoup de sport) ; vitamine PP (si vous mangez beaucoup de sucre) ; vitamines B6 et B9 (si vous prenez la pilule) ; inositol et potassium (si vous buvez beaucoup de café) ; vitamine C (si vous fumez, si vous êtes stressé) ; vitamine D (si vous êtes âgé, si vous prenez des anticonvulsivants) ; calcium et fer (si vous êtes une femme) ; zinc (si vous suivez un régime végétarien, si vous prenez des diurétiques).

– **La pratique intensive d'un sport augmente certalnes carences,** par la simple transpiration, l'excrétion urinaire (les sportifs boivent plus), mais aussi le stress physique et mental de l'entraînement et de la compétition. Des minéraux (calcium, potassium, magnésium), certaines vitamines (B2) risquent ainsi de vous manquer. Le professeur Kipling, responsable de la consultation médico-sportive de l'hôpital du Bocage à Dijon, a voulu étudier la ration vitaminique moyenne des sportifs français. Son enquête, qui portait sur des sportifs âgés de 15 à 23 ans, a montré que **la majorité des sportifs avaient des déficits importants dans plusieurs vitamines,** et que ces déficits n'étaient pas corrigés par l'alimentation. Il faut prendre des suppléments lorsque l'on pratique régulièrement un sport.

– Chaque jour, de nouvelles études cliniques montrent que l'**on peut développer la résistance, l'endurance, diminuer la fatigue et les temps de récupération grâce à des suppléments** de carnitine, d'acide pangamique, d'octacosanol, pour ne citer qu'eux.

Non seulement les suppléments corrigent et préviennent les carences du sportif, mais ils permettent réellement d'augmenter la performance. Pour toutes ces raisons (hors contre-indications médicales), ils vous sont indispensables.

141. Des suppléments pour augmenter l'endurance et la résistance à la fatigue

- **Multivitamines/multiminéraux : 1 comprimé matin et soir ;**
- **Complexe vitaminique B : 50 à 100 mg, 1 à 3 fois par jour ;**
- **Vitamine B12 : 250 à 500 µg par jour ;**
- **Vitamine B15 : 50 à 150 mg par jour ;**
- **Vitamine C : 1 000 mg par jour ;**
- **Vitamine E : 400 à 1 200 UI par jour ;**
- **Octacosanol : 1 000 µg 1 à 3 fois par jour ;**
- **L-tyrosine* : 500 à 1 500 mg par jour (sur un estomac vide) ;**
- **Acide L-aspartique : 500 à 1 500 mg par jour ;**
- **L-taurine : 500 mg par jour ;**
- **L-glutamine* : 500 à 1 500 mg par jour (sur un estomac vide) ;**
- **Sélénium : 50 à 200 µg par jour ;**
- **Ginseng : 1 à 2 capsules par jour.**

* **PRÉCAUTIONS :** *Il existe des contre-indications. Voir les chapitres concernés.*

142. Des suppléments pour augmenter le tonus

- **Multivitamines : 1 comprimé matin et soir ;**
- **Complexe vitaminique B : 50 à 100 mg, 1 à 3 fois par jour ;**
- **Vitamine B2 : 100 mg, 1 à 3 fois par jour ;**
- **Vitamine B5 : 100 mg, 1 à 3 fois par jour ;**
- **Vitamine B9 : 100 mg, 1 à 3 fois par jour ;**
- **PABA* : 100 mg, 1 à 3 fois par jour, 5 jours par semaine ;**
- **Vitamine C : 1000 mg, 1 à 3 fois par jour ;**
- **Vitamine D : 400 à 800 UI par jour, 5 jours par semaine ;**

- **Multiminéraux (avec chrome, fer, manganèse, phosphore et iode) : 1 comprimé matin et soir.**

* **PRÉCAUTIONS :** *Il existe des contre-indications. Voir le chapitre concerné.*

143. Des suppléments pour aider à transformer la graisse en muscles

- **Multivitamines/multiminéraux : 1 comprimé matin et soir ;**
- **Vitamine B6 : 100 mg, 1 à 3 fois par jour ;**
- **Vitamine B12 : 1 mg par jour ;**
- **L-carnitine* : 500 à 1 500 mg par jour (sur un estomac vide) ;**
- **L-arginine* : 500 à 1 500 mg par jour (sur un estomac vide) ;**
- **L-ornithine* : 250 à 750 mg par jour (sur un estomac vide).**

* **PRÉCAUTIONS :** *Il existe des contre-indications. Voir les chapitres concernés.*

144. Des suppléments pour résister au stress

- **Multivitamines/mutiminéraux (avec molybdène) : 1 comprimé matin et soir ;**
- **Complexe vitaminique B : 100 mg, 1 à 3 fois par jour ;**
- **Vitamine B1: 100 mg, 1 à 3 fois par jour ;**
- **L-phénylalanine* : 500 à 1 000 mg par jour (sur un estomac vide) ;**
- **L-tyrosine* : 500 à 1 000 mg par jour (sur un estomac vide) ;**
- **Magnésium : 100 à 500 mg par jour.**

* **PRÉCAUTIONS :** *Il existe des contre-indications. Voir les chapitres concernés.*

145. Aérobic

Un programme de suppléments constitue une excellente préparation à une activité sportive basée sur des séances d'aérobic :

- **Multivitamines/multiminéraux : 1 comprimé après chaque repas ;**
- **Vitamine E : 200 UI, matin et soir ;**
- **Calcium : 500 mg, 1 comprimé par jour ;**
- **Octacosanol : 1 000 µg, 1 à 3 fois par jour ;**
- **Inosine : 1000 µg, 1 à 3 fois par jour ;**
- **L-carnitine*: 500 mg par jour (sur un estomac vide).**

* **PRÉCAUTIONS :** *Il existe des contre-indications. Voir le chapitre concerné.*

146. Cyclisme et cyclotourisme

Sport complet par excellence, le cyclisme contribue à une très bonne tonicité des principaux groupes musculaires et particulièrement fessier et jambes. Si vous débutez, ne dépassez pas 10 à 12 km/h. Vous tirerez profit d'un programme de suppléments de ce type :

- **PABA* : 100 mg, 2 à 3 fois par jour ;**
- **Multivitamines/multiminéraux : 1 comprimé matin et soir ;**
- **Calcium : 500 mg, 1 comprimé matin et soir ;**
- **Vitamine E : 400 à 1 000 UI, matin et soir ;**
- **Sélénium : 50 à 100 µg par jour ;**
- **L-carnitine : 500 à 1 000 mg par jour (sur un estomac vide).**

* **PRÉCAUTIONS :** *Il existe des contre-indications. Voir le chapitre concerné.*

147. Golf

La dépense physique dans ce sport reste limitée. Par contre, la concentration, le stress peuvent entraîner un déficit en vitamines B. Voici quelques compléments qui peuvent vous aider :

- **Multivitamines/multiminéraux : 1 comprimé matin et soir ;**
- **Complexe de vitamines B : 50 à 100 mg, 1 à 2 comprimés par jour ;**
- **Zinc : 50 mg, 1 comprimé par jour.**

148. Jogging

Au début de l'exercice, le corps brûle essentiellement du glucose. Après quinze à vingt minutes, il utilise des graisses pour produire de l'énergie. Les graisses animales fournissent une énergie insuffisante, ce qui n'est pas le cas des acides gras polyinsaturés. Augmentez votre prise de polyinsaturés en absorbant par exemple des noix. Assurez-vous aussi que vous ne manquez pas d'antioxydants (A, C, E). Le programme ci-dessous peut vous aider à améliorer vos performances :

- **Multivitamines/multiminéraux : 1 à 3 comprimés par jour ;**
- **Vitamine C, 1 000 mg : 1 à 3 comprimés par jour ;**
- **Complexe de vitamines B : 1 à 3 comprimés par jour ;**
- **Vitamine B15 : 50 mg, 1 à 3 fois par jour ;**
- **PABA* : 100 mg, 2 à 3 fois par jour, 5 jours par semaine ;**
- **Vitamine E : 400 UI, matin et soir ;**
- **Inosine : 1 000 µg, 1 à 3 comprimés par jour ;**
- **Octacosanol : 1 000 µg, 1 à 3 comprimés par jour ;**

- **L-carnitine*: 500 à 1 000 mg par jour (sur un estomac vide) ;**
- **Sélénium : 50 à 100 µg par jour.**

* **PRÉCAUTIONS :** *Il existe des contre-indications. Voir les chapitres concernés.*

149. Marche

Les bénéfices de cet exercice sont multiples, en particulier si vous menez une existence inactive : tonicité du corps, augmentation des capacités pulmonaire et cardiaque, baisse de la tension artérielle. En marchant, vous brûlez des calories : une personne de 70 kg brûle environ 240 calories en marchant à 5 km/heure pendant une heure. La marche augmente la densité osseuse, réduisant le risque d'ostéoporose. Enfin, la marche réduit le stress.

Quelques conseils :

– Débutants : commencez par une allure de 3 à 5 km/h (60 à 100 pas par minute) ; marchez au minimum 15 minutes, au maximum 45 et ceci tous les jours pendant 4 à 6 semaines.

– Passé ce stade, marchez au minimum 45 minutes, au maximum 75 minutes par jour.

– Gardez la tête dans l'axe du corps, les épaules relâchées.

– Pour accroître l'entraînement en aérobie, ne marchez pas plus vite, lestez-vous (sac à dos, par exemple).

Suppléments suggérés :

- **Multivitamines/multiminéraux : 1 à 3 comprimés par jour ;**
- **Vitamine E : 200 à 400 UI, 1 à 3 gélules par jour ;**
- **Calcium : 500 mg, 1 comprimé matin et soir.**

150. Musculation et bodybuilding

Qu'il s'agisse de se préparer à la compétition sportive ou de développer la masse musculaire du corps, la musculation est devenue en quelques années une pratique courante dans la plupart des salles de gym. Pratiquée seule, la musculation a des inconvénients non négligeables : elle réduit la souplesse articulaire et favorise l'apparition de micro-traumatismes. Une séance de musculation doit être précédée d'un long échauffement et suivie d'exercices d'assouplissement. Voici quelques règles simples pour tirer tout le profit d'un travail avec des poids :

– **Soyez régulier :** entraînez-vous trois fois par semaine, à raison d'une heure et demie par séance ;

– Ne privilégiez pas la partie supérieure du corps : n'oubliez pas que tout repose sur vos **membres inférieurs, muscles lombaires et abdominaux ;**

– **Associez dans la même séance des régions complémentaires :** pectoraux / triceps, dorsaux / biceps, épaules / jambes ;

– Pour chaque groupe de muscles, 3 à 4 exercices (mouvements) différents, 4 à 5 séries par exercice, 10 à 12 répétitions par série. **Augmentez progressivement les charges** avec chaque série ;

– Pour prendre du volume, travaillez lentement avec des charges lourdes (60 à 80 % de votre maximum) ; pour dessiner les muscles, travaillez vite avec des charges moyennes (40 à 60 % de votre maximum) ;

– N'ayez pas peur de marquer des pauses dans votre entraînement. Contrairement aux idées reçues, on ne prend pas automatiquement du poids en arrêtant la musculation ;

– Si vous rêvez d'un physique à la Schwarzenegger, *évitez les stéroïdes anabolisants* (qui entraînent des lésions irréversibles). Au contraire, multipliez les séances d'entraînement, augmentez votre consommation de protéines et de glucides complexes et prenez des compléments de vitamines et acides aminés, en particulier de vitamine B12, un nutriment qui a une action anabolisante (c'est-à-dire qu'elle augmente la masse musculaire).

Le travail avec les poids entraîne une grande consommation de glucides (source d'énergie) et de protéines (nourriture des muscles). Un régime alimentaire adéquat constitue donc la base d'une pratique à long terme de la musculation. Ce régime doit fournir un nombre de calories supérieur à celui entraîné par la dépense d'énergie. Il sera donc riche en glucides complexes, pauvre en sucres raffinés, sel, graisses et alcool. Il est conseillé de boire beaucoup d'eau. Idéalement, 60 % de l'apport calorique total doit être fourni par des glucides, 30 % par des protéines et le reste par des graisses. Des suppléments protidiques existent sur le marché, qui peuvent fournir jusqu'à 1 000 extra-calories par jour. Pour des résultats rapides, les « cocktails » suivants sont aussi recommandés :

- **Multivitamines/multiminéraux : 2 à 3 comprimés par jour ;**
- **Complexe de vitamines B : 100 mg, 1 à 3 fois par jour ;**
- **Vitamine C : 2 000 à 3 000 mg par jour ;**
- **Vitamine B12* : 1 mg par jour ;**
- **Vitamine E : 400 à 1 000 UI, matin et soir ;**
- **Acides aminés dosés à 300 mg minimum : 1 à 4 comprimés par jour (sur un estomac vide) ;**
- **L-carnitine** : 500 à 1 000 mg par jour (sur un estomac vide) ;**
- **L-arginine** : 500 à 1 000 mg par jour (sur un estomac vide) ;**
- **Inosine : 1 000 µg, 1 à 3 comprimés par jour ;**
- **Octacosanol : 1000 µg, 1 à 3 comprimés par jour.**

** La coenzyme B12, ou dibencozide, a un effet anabolisant plus important que la vitamine B12. En France, elle n'est délivrée que sur ordonnance (Indusil T), mais elle est en vente libre aux États-Unis.*

** **PRÉCAUTIONS :** *Il existe des contre-indications. Voir les chapitres concernés.*

151. Natation

Recommandé à tout âge, ce sport tonifie quasiment tous les muscles du corps, en même temps qu'il constitue un excellent exercice d'endurance. Il est essentiel de bien s'échauffer et s'étirer avant de se mettre à l'eau. Une fois dans l'eau, nagez d'abord en exagérant chaque mouvement pour prolonger l'échauffement des articulations.

Si vous nagez régulièrement, vous tirerez profit des compléments ci-dessous :

- **Multivitamines/multiminéraux : 1 comprimé matin et soir ;**
- **Complexe de vitamines B : 1 à 3 comprimés par jour ;**
- **Vitamine C : 1000 mg par jour ;**
- **Vitamine E : 200 à 400 UI, matin et soir ;**
- **Cystéine : 1 000 mg, 1 gélule par jour avec un peu d'eau (sur un estomac vide) ;**
- **Inosine et octacosanol : 1 000 µg, 1 à 3 comprimés par jour ;**
- **Zinc : 15 à 50 mg, 1 comprimé par jour.**

152. Ski

Le problème principal posé aux skieurs est le maintien de la chaleur du corps. Il est recommandé de s'échauffer avant de se risquer à l'extérieur et de garder la tête couverte. Les glucides complexes sont une excellente source d'énergie et devraient être présents à chacun des repas du skieur.

Voici par ailleurs quelques suggestions vitaminées :

- **Multivitamines/multiminéraux : 1 à 3 comprimés par jour ;**
- **Vitamine PP : 50 à 100 mg, 1 à 3 fois par jour ;**
- **Vitamine E : 200 à 400 UI, 1 à 3 fois par jour ;**
- **Calcium : 500 mg, 2 fois par jour.**

153. Sports de haut niveau

Si vous avez une activité physique intense, vous avez besoin d'un régime riche en glucides complexes. Les suppléments suivants sont également recommandés :

- **Multivitamines/multiminéraux : 1 comprimé après chaque repas ;**
- **Complexe de vitamines B : 100 mg, 2 fois par jour ;**
- **PABA : 100 à 500 mg, 2 à 3 fois par jour, 5 jours par semaine ;**
- **Vitamine C : 1 à 3 g par jour ;**
- **Vitamine B15 (acide pangamique) : 50 mg, 1 à 3 fois par jour ;**
- **Vitamine E : 400 à 1 000 UI, 1 à 3 fois par jour ;**
- **Inosine : 1 000 µg, 1 à 3 comprimés par jour ;**
- **Octacosanol : 1 000 µg, 1 à 3 comprimés par jour ;**
- **L-carnitine : 600 à 1 200 mg par jour (sur un estomac vide) ;**
- **Sélénium : 50 à 100 µg par jour.**

154. Tennis

C'est l'énergie qui est ici recherchée et non le volume musculaire : donc peu de protéines, mais une alimentation riche en glucides complexes. Faites plus de tennis en simples qu'en doubles, pour privilégier le mouvement et la dépense énergétique. Les suppléments suivants sont conseillés :

- **Multivitamines/multiminéraux : 1 comprimé matin et soir ;**
- **Complexe de vitamines B : 50 à 100 mg, 1 à 2 comprimés par jour ;**
- **Vitamine E : 400 à 800 UI par jour ;**
- **Calcium : 500 à 1 000 mg, 1 comprimé par jour ;**
- **Zinc : 50 mg, 1 à 2 comprimés par jour ;**
- **Huile de germes de blé.**

155. Sport : sachez quand vous en faites trop

Attendez cinq minutes après un effort, puis prenez votre pouls. Si votre cœur bat à 120, c'est le signe que vous en avez fait un peu trop. Attendez encore cinq minutes et reprenez votre pouls : il doit être descendu à 100 ; si ce n'est pas le cas, réduisez l'intensité de vos exercices.

Vous en faites peut-être trop, si vous êtes sujet aux symptômes suivants après l'exercice :

– Fatigue extrême ;

– Insomnie ;

– Irritabilité.

156. Que faire en cas de blessure ?

Les médicaments à base d'aspirine, de paracétamol ou d'ibuprofène permettent de réduire les douleurs musculaires et les inflammations. Pour autant, ils ne sont pas inoffensifs et vous devez en connaître les effets secondaires possibles avant de les utiliser.

L'aspirine n'a pas que les vertus que vous lui connaissez. Elle peut être responsable des effets secondaires suivants :

– Saignements dans l'estomac, ce qui peut conduire à des ulcères gastro-duodénaux ;

– Hémorragies occultes ;

– Réactions allergiques (urticaire, crises d'asthme, inflammation des muqueuses nasales) ;

– Vertiges ;

– L'aspirine triple l'excrétion normale de vitamine C, mais aussi épuise les réserves de vitamines A, B, de calcium et de potassium ;

– Il est déconseillé de donner de l'aspirine aux enfants de moins de 16 ans qui présentent une fièvre (on soupçonne l'aspirine d'être à l'origine de certains troubles graves qui suivent une infection virale).

Les médicaments à base de paracétamol (Tylenol, Aféradol, Claradol, Dafalgan, Doliprane, Efferalgan, Gynospasmine, Malgis, Rhinofébral, etc.) peuvent également avoir des effets indésirables : urticaire, rougeurs, fièvre, troubles gastriques. Pris à hautes doses, ils peuvent entraîner une diminution des globules blancs et des plaquettes dans le sang et endommager le foie, en particulier s'ils sont associés à une consommation d'alcool.

Les médicaments à base d'ibuprofène (Advil, Analgyl, Brufen, Fénalgic, Nurofen) peuvent provoquer des troubles rénaux, des vertiges, des saignements de l'intestin, des crises d'allergie (asthme, urticaire) et entraîner une augmentation de la tension artérielle. Ces médicaments sont contre-indiqués dans les cas suivants : maladies cardiaques, hypertension, ulcères, troubles rénaux, prise d'anticoagulants et d'anti-inflammatoires, grossesse.

Pour toutes ces raisons, augmentez, si vous prenez ces médicaments, votre consommation d'aliments riches en vitamines C, B, A, en calcium et en potassium. Voici maintenant quelques suggestions pour faire face aux douleurs et blessures dont vous pourriez souffrir. Il ne s'agit ni d'un traitement médical, ni de prescriptions et vous êtes encouragé à consulter d'abord votre médecin.

157. Douleurs musculaires

Les douleurs musculaires sont normales après un exercice intense, et en particulier après une longue interruption. **Essayez un supplément en vitamine E (400 à 1000 UI), à raison d'une à trois gélules par jour avec de la biotine (5 mg) et un complexe vitaminique B (1 à 3 comprimés par jour) jusqu'à disparition des douleurs.**

158. Crampes

La diméthylglycine (DMG) réduit la concentration d'acide lactique dans les muscles pendant l'exercice, concentration qui provoque les crampes. La DMG est présente dans la vitamine B15 (acide pangamique). Si vous êtes sujet aux crampes, prenez les compléments suivants par périodes de 2 à 3 semaines :

- **Vitamine B15 : 50 mg, 1 comprimé après le petit déjeuner et 1 comprimé après le dîner ;**
- **Vitamine A : 25 000 UI par jour pendant 5 jours, puis pause de 2 jours ;**
- **Vitamine E : 400 UI, 1 à 3 comprimés par jour.**

159. Hématomes

Pour prévenir l'apparition de bleus comme pour les faire disparaître, la solution s'appelle vitamine C (avec bioflavonoïdes). La vitamine C renforce la résistance des vaisseaux : **1 000 mg par jour**.

160. Entorses, foulures

Elles apparaissent sous l'effet d'une élongation ou d'une torsion qui oblige l'articulation à aller au-delà de son champ de mouvement habituel. Les ligaments se distendent ou se déchirent, la douleur s'installe, accompagnée d'un gonflement rapide et d'une décoloration de la peau. La région touchée doit être immobilisée, bandée et si possible maintenue en position élevée (au-dessus du niveau du cœur). Il ne faut pas appliquer de chaleur dans les premières 48 heures, mais plutôt de la glace pour décongestionner l'articulation. Si l'entorse s'est accompagnée d'un bruit audible, il est nécessaire de consulter un médecin dans les 2 jours : en cas de rupture des ligaments, il sera encore possible d'envisager de les suturer.

Pour accélérer la guérison, vous pouvez prendre les suppléments suivants :

- **Multivitamines/multiminéraux : 1 comprimé 2 fois par jour après un repas ;**
- **Vitamine C : 1 000 mg, 1 comprimé 2 fois par jour ;**
- **Vitamine E : 400 UI, 1 à 3 gélules par jour.**

161. Pour prévenir les blessures (avant un séjour de ski par exemple)

- **Multivitamines/multiminéraux : 1 comprimé 2 fois par jour ;**
- **Vitamine C : 1 000 mg, 1 à 3 fois par jour ;**
- **Complexe de vitamines B : 100 mg, 1 à 3 fois par jour ;**

- **Vitamine B5 : 100 mg, 1 à 3 comprimés par jour ;**
- **Vitamine D : 400 UI par jour ;**
- **Choline : 500 mg, 1 comprimé par jour ;**
- **Calcium/magnésium : 2 comprimés par jour.**

162. Fractures

Vous pouvez accélérer la guérison en prenant **des suppléments de calcium (1 000 à 1 500 mg par jour) et de vitamine D (400 à 800 UI par jour),** *dès que vous commencez votre rééducation.*

VI

Des suppléments pour une sexualité sans nuages

Les bienfaits des rapports sexuels sont nombreux. L'activité sexuelle revitalise le corps entier, tonifie le système cardio-vasculaire et procure une relaxation remarquable tout en... brûlant des calories (300 calories en une demi-heure). Selon certains cardiologues, **une activité sexuelle régulière serait un excellent remède contre les crises cardiaques** (une baisse de l'activité sexuelle semble précéder la crise cardiaque).

L'influence du mental sur la libido est importante, mais celle de la nutrition l'est tout autant. Selon une étude récente, 30 % des hypoglycémiques de sexe masculin (et 45 % des femmes hypoglycémiques) présentaient des troubles d'ordre sexuel. Ces mêmes troubles peuvent être dus aussi à un taux d'histamine trop bas.

163. Sexe, tyrosine et vitamine E

Toutes les glandes endocrines et leurs hormones contribuent à la puissance et à l'équilibre sexuels.

La thyroïde produit une hormone, la thyroxine, qui contrôle le métabolisme du corps. Lorsque la production de thyroxine est insuffisante (hypothyroïdie), la libido diminue. La sécrétion de thyroxine se fait à partir de tyrosine, un acide aminé, et sous l'influence de vitamines B6, C et de choline. Ces nutriments sont indispensables au bon fonctionnement de la thyroïde et leur absence ou leur déficit peuvent être à l'origine de troubles sexuels.

L'hypophyse est une autre glande, située à la base du cerveau, qui commande la sécrétion des hormones de l'organisme, y compris testostérone (hormone sexuelle mâle) et œstrogènes (hormones sexuelles femelles). L'hypophyse stimule la production de sperme chez l'homme et l'ovulation chez la femme. On sait maintenant que la vitamine E est largement présente dans l'hypophyse, où elle joue le rôle d'antioxydant, d'où l'idée d'augmenter la consommation de vitamine E pour soutenir l'activité sexuelle.

164. Libido et acides aminés

La phénylalanine, un acide aminé, est convertie dans le cerveau en dopamine et en noradrénaline, deux neuromédiateurs qui sont associés au désir sexuel. Une carence en dopamine et en noradrénaline se traduit souvent par un état dépressif, des troubles du comportement et une chute de la libido.

165. Zinc : le minéral du sexe

Le zinc est présent en quantité importante dans l'appareil génital mâle : prostate, testicules. C'est dans le sperme que le taux de zinc est le plus élevé de tous les liquides du corps. Un déficit en zinc même très minime peut entraîner une baisse de la libido. Chez l'homme, le manque de zinc peut provoquer une atrophie des testicules et conduire à des troubles de la prostate. Chez la femme, il entraîne un retard dans le développement sexuel.

166. Les nutriments du désir

Outre tyrosine, phénylalanine et zinc, les nutriments dont la liste suit sont nécessaires à votre santé sexuelle :

– Nicotinamide (vitamine PP) : permet la production d'histamine, essentielle à l'orgasme.

– Pyridoxine (vitamine B6) : participe à la conversion d'histidine en histamine (voir ci-dessus).

– Acide pantothénique (B5) : aide les glandes surrénales à maintenir un taux de sucre sanguin adéquat et donc favorise la fourniture d'énergie (la gelée royale, qui contient beaucoup d'acide pantothénique, est utilisée dans le traitement de l'impuissance).

– Lécithine (choline et inositol) : émulsifiant des graisses, augmente le taux de bon cholestérol (HDL), réduit le taux de mauvais cholestérol (LDL) et favorise donc la micro-circulation sanguine.

– Vitamine C : renforce les vaisseaux capillaires, permet de réduire le taux de cholestérol, l'athérosclérose, le risque cardiaque ; favorise la sécrétion d'hormones.

– Vitamine A : présente dans la prostate, essentielle à la production de sperme, donc à la fertilité.

– Sélénium : derrière de nombreux cas d'impuissance masculine, on trouve une carence en sélénium.

167. Et encore d'autres coups de pouce...

Le ginseng est utilisé depuis des siècles comme stimulant de la sexualité. On le trouve en général sous forme de capsules ou de gélules (thé) de 500 mg, ou encore sous forme de concentré. Le ginseng est un stimulant, pas un excitant, et doit être pris sur un estomac à jeun. Le ginseng ne fera peut-être pas de vos nuits un typhon, mais c'est un excellent réducteur de stress et de tension.

La salsepareille est consommée dans le monde entier pour ses vertus aphrodisiaques. À la manière mexicaine, on fait bouillir la racine dans de l'eau avant de consommer le breuvage.

168. Suppléments suggérés pour donner du piment à vos ébats

- **Vitamine C : 1 000 mg, 1 à 3 fois par jour ;**
- **Vitamine A : 5 000 à 10 000 UI par jour, 5 jours par semaine ;**
- **Vitamine E : 400 à 800 UI par jour ;**
- **Complexe de vitamines B : 50 à 100 mg, 1 à 3 comprimés par jour ;**
- **Zinc :15 à 50 mg par jour ;**
- **Sélénium : 50 à 100 µg par jour ;**
- **L-phénylalanine* et L-tyrosine* : 100 à 500 mg par jour ;**
- **L-carnitine : 500 à 1 000 mg.**

* **PRÉCAUTIONS :** *Ne prenez pas de phénylalanine ni de tyrosine, si vous souffrez d'hypertension, hors surveillance médicale. De même, ne pas prendre ces produits si vous suivez un traitement anti-dépresseur aux IMAO, si vous êtes enceinte ou atteint d'un cancer de la peau.*

169. Et les défaillances masculines ?

Essayez :

- **Vitamine B6 : 100 mg, 3 fois par jour ;**
- **Zinc : 50 mg, 1 à 3 fois par jour ;**
- **Complexe vitaminique B : 100 mg, 1 à 3 fois par jour ;**
- **Vitamine E : 200 à 500 mg par jour ;**
- **L-carnitine : 1 500 mg par jour ;**
- **Pollen d'abeille : 20 à 30 g par jour.**

170. Vitamine PP et orgasme

Il n'est pas toujours au rendez-vous, que vous soyez un homme ou une femme... **Le plaisir tient peut-être à des suppléments de vitamine PP,** une vitamine qui favorise la production d'histamine. La peau rougit en diverses parties du corps au cours d'un rapport sexuel, un phénomène qui est dû à la production d'histamine. Les suppléments suivants peuvent vous aider :

- **Vitamine PP : 500 mg par jour ;**
- **Vitamine B6 : 50 à 150 mg par jour.**

171. Les habitudes anti-sexe

– Le tabac contribue à durcir les parois des vaisseaux sanguins : ceux-ci irriguent moins bien les tissus du petit bassin où se trouvent les organes sexuels, et votre déclaration peut manquer de... fermeté.

– L'alcool épuise les réserves du corps en vitamines B, nécessaires à votre sexualité ; il réduit la capacité de contraction musculaire ; il interfère avec l'action de la vitamine A et peut entraîner la stérilité.

– Selon plusieurs médecins, la pilule pourrait être responsable d'une baisse de la libido si elle est prise sur une longue période.

172. C'est peut-être la faute des médicaments...

Les médicaments dont la liste suit peuvent provoquer une baisse de la libido, des difficultés à atteindre l'orgasme, de l'impuissance.

- Amphétamines : fenfluramine (Pondéral) : problèmes surtout chez la femme ;
- Antiangoreux : perhexiline (Pexid) ;
- Antiarythmiques : disopyramide (Rythmodan) ;
- Antidépresseurs : amitriptyline (Élavil, Laroxyl) ; désipramine (Pertofran) ; imipramine (Tofranil) ; lithium ; IMAO (Marsilid, Niamide) : chez la femme, peut entraîner des difficultés à atteindre l'orgasme ;
- Antihistaminiques : diphenhydramine (Allerga, Bénylin, Nautamine) ; hydroxyzine (Atarax) ;
- Antihypertenseurs : clonidine (Catapressan) ; guanéthidine (Isméline) : peut réduire l'émission de liquide séminal ; méthyldopa (Aldomet, Equibar) ; métoprolol (Lopressor, Séloken) ; propanolol (Avlocardyl, Béprane) ;
- Antiulcéreux : cimétidine (Tagamet, Édalène) ;
- Antiparkinsoniens : lévodopa (Larodopa) ; orphénadrine (Disipal) ; trihexyphénidyle (Artane, Parkinane) ;
- Antispasmodiques : propanthéline (Probanthine) ;
- Anxiolytiques : chlordiazépoxide (Librium) ; diazépam (Valium, Novazam) ; méprobamate (Équanil) ; oxazépam (Séresta) ;
- Contraceptifs hormonaux : norgestrel (Stédiril) ;
- Diurétiques : chlortalidone (Hygroton) ; hydrochlorothiazide (Esidrex) ; spironolactone (Aldactone, Practon, Spiroctan, Spironone) ;
- Hypolipidémiants : clofibrate (Athérolip, Clofibral, Clofirem, Lipavlon) ;
- Neuroleptiques : thioridazine (Melleril) ;
- Œstrogènes : diénestrol (Cycladiène) ; estradiol (Œstradiol, Œstrogel) : problèmes chez l'homme seulement.

173. La pilule

Les contraceptifs oraux sont extrêmement efficaces (1 % d'échecs seulement) et les dosages actuels présentent moins de risques cardio-vasculaires qu'auparavant. Cependant, sachez que si vous prenez la pilule vous êtes très certainement déficitaire en vitamine A, vitamine B5, vitamine B6 (pyridoxine), vitamine B9 (acide folique), vitamine B12, vitamine C et magnésium. Consultez votre médecin pour définir le type de supplémentation qui vous convient, par exemple :

- **Multivitamines/multiminéraux : 1 comprimé par jour ;**
- **Vitamine B5 : 100 à 200 mg par jour ;**
- **Vitamine B6 : 100 à 200 mg par jour ;**
- **Vitamine B9 : 5 mg par jour.**
- **Vitamine B12 : 250 à 1 000 µg chaque matin (prise sublinguale) ;**
- **Magnésium : 250 à 500 mg par jour.**

Par ailleurs, la pilule est déconseillée dans les cas suivants :

- Vous avez plus de 35 ans et vous fumez ;
- Vous souffrez de dépression ;
- Vous souffrez de migraines ;
- Vous devez subir une opération chirurgicale et vous prenez une pilule à base d'œstrogènes et de progestérone : interrompez vos prises un mois avant l'intervention, pour réduire le risque de phlébite après l'opération ;
- On vous prescrit un médicament : informez toujours votre médecin du fait que vous prenez la pilule (risque d'interaction).

174. La fertilité

Infertilité (incapacité pour un couple à concevoir un enfant après un an d'essais) n'est pas stérilité (incapacité à concevoir, quelles que soient les circonstances). 75 % des couples parviennent à concevoir dans une période d'un an. Pour tous les autres, la médecine a fait ces dernières années d'énormes progrès, tant dans le diagnostic que dans le traitement de l'infertilité.

Si vous avez pris la décision d'avoir un enfant, il est important que vous connaissiez les facteurs qui peuvent rendre votre tentative plus difficile :

- Contraceptifs oraux : lorsqu'ils sont interrompus, après avoir été pris sur une longue période, l'ovulation peut être perturbée pendant plusieurs mois.
- Stérilets : ils sont à l'origine d'inflammations qui peuvent toucher les trompes de Fallope ; pour cette raison, les stérilets ne sont pas conseillés aux femmes qui n'ont pas eu d'enfant.
- Carences dans certains nutriments, notamment zinc et vitamine E.
- Certains médicaments peuvent avoir une influence négative sur le nombre de spermatozoïdes (oligospermie), en particulier : Bactrim, Colchicine Houdé, Salazopyrine, Tagamet...
- Caféine : des études récentes montrent qu'il existe un lien entre la consommation de doses importantes de caféine et l'infertilité féminine.
- Tabac : la nicotine semble diminuer la fertilité des individus jeunes (hommes et femmes).

175. Les nutriments de la fertilité

Votre médecin saura vous conseiller pour améliorer la fertilité de votre couple. Sachez cependant que **certains nutriments doivent être présents dans votre alimentation car ils sont indispensables à la fertilité :**

- Vitamine C : elle peut augmenter la mobilité des spermatozoïdes.
- Vitamine E : une carence en vitamine E entraîne souvent la stérilité.
- Sélénium : utilisé dans le traitement de la stérilité.
- Zinc : c'est le nutriment majeur de la sexualité.
- Arginine : des suppléments ont souvent permis d'améliorer la qualité du sperme.

176. Suppléments suggérés pour améliorer la fertilité

- **Multivitamines/multiminéraux : 1 comprimé par jour ;**
- **Vitamine B6 : 100 à 200 mg par jour ;**
- **Vitamine C : 1 000 à 2 000 mg par jour ;**
- **Vitamine E (anhydre) : 200 à 400 mg à prendre 1 à 2 fois par jour ;**
- **Sélénium :100 µg par jour ;**
- **Zinc : 50 à 100 mg par jour ;**
- **L-arginine* : 500 à 1 000 mg par jour (hommes).**

* **PRÉCAUTIONS :** *Ne pas dépasser 10 000 mg d'arginine par jour, car il existe alors un risque de déformation osseuse ; l'arginine est contre-indiquée si vous souffrez d'herpès.*

177. Grossesse

Si vous souhaitez un enfant, la première chose avant toute tentative est de retrouver la forme ; et pour cela :

- Un check-up complet chez votre médecin.
- Renoncez à fumer (dans le cas contraire, vous faites courir à votre enfant un risque de santé dès la naissance et pour de nombreuses années : asthme, problèmes respiratoires, constitution chétive, sans parler du risque plus élevé de fausse couche).
- Renoncez à toute drogue, douce ou dure (risque de naissance prématurée, de retard de croissance, mais aussi d'hypertension et d'hémorragies pour vous).
- Renoncez à toute médication sauf avis contraire de votre médecin.
- Réduisez au maximum votre consommation de caféine (risque de naissance prématurée et de fausse couche). Réduisez au maximum votre consommation de boissons alcoolisées.

• Évitez la consommation de colorants alimentaires, de nitrites et de nitrates (charcuterie, poissons fumés), de quinine (présente dans les boissons gazeuses de type « tonic »), d'acide phosphorique (dans les sodas).

• Suivez un régime *avant* la conception de l'enfant, si vous avez un excédent de poids : la grossesse, en effet, n'est pas la période adéquate pour perdre du poids.

• Interrompez la pilule 3 mois avant de tenter d'avoir un enfant.

• Faites de l'exercice : si vous en avez fait peu jusqu'alors, commencez l'exercice bien avant la période de conception ; vous poursuivrez alors votre activité physique pendant la grossesse (sauf avis contraire du médecin). L'exercice en soi n'a aucun impact, positif ou négatif, sur le fœtus, mais il réduit le stress et la fatigue pendant la grossesse, augmente l'endurance de la mère et sa capacité à mettre au monde plus facilement. Votre médecin vous indiquera les exercices adaptés à votre état et ceux qu'il faut éviter : la natation, par exemple, est tout à fait recommandée avant, pendant et après la grossesse.

178. Quels nutriments pendant la grossesse ?

Les besoins en vitamines et en minéraux sont sensiblement plus importants pendant la grossesse, ce qui ne signifie pas qu'il faille manger sensiblement plus, mais mieux. En réalité, l'importance d'une nutrition adéquate est telle que, pour reprendre les propos du docteur Williams, un médecin spécialiste américain, « si toutes les futures mères étaient aussi soigneusement nourries que les animaux de laboratoire, il n'y aurait pratiquement plus de stérilité, de naissances prématurées ni d'avortements ».

Les nutriments ci-dessous sont d'une importance considérable à la fois pour votre santé et votre équilibre de mère, mais également pour la santé du bébé :

ATTENTION : *Certains des nutriments ou des aliments qui suivent sont peut-être contre-indiqués dans votre cas ; consultez votre médecin.*

• Protéines : prenez un peu plus de viande, de lait, d'œufs, de fromage. Lorsque l'alimentation n'est pas suffisamment riche en protéines, la santé de l'enfant à la naissance est souvent plus fragile.

• Calcium (en particulier si votre alimentation est riche en phosphore) : buvez régulièrement du lait écrémé (2 verres par jour), mangez fromage et yoghourts.

• Fer : une carence en fer touche un grand nombre de femmes enceintes et virtuellement toutes celles qui viennent d'accoucher ; vous trouverez du fer dans la viande, le foie, les huîtres, les abricots secs, les prunes et pruneaux, les petits pois.

• Potassium : à rechercher dans les pommes de terre, les poissons, les volailles et les tomates.

• Zinc : une étude menée en Iran auprès de personnes atteintes de nanisme a montré que c'est l'absence de zinc dans l'alimentation qui était responsable de leur croissance insuffisante. Plusieurs médecins nutritionnistes américains recommandent de consommer jusqu'à 200 mg de zinc par jour pendant la grossesse (consultez votre médecin) ; vous trouverez du zinc dans les huîtres, les coquillages, la viande, la levure de bière, les haricots verts.

• Vitamine A : les carences en vitamine A chez la mère peuvent se traduire par des malformations au niveau du fœtus ; soyez particulièrement vigilante si vous suivez un régime très pauvre en matières grasses.

• Vitamine B1 : dans le pain complet, le riz brun, les flocons d'avoine.

• Vitamine PP : présente dans les figues, les dattes, les viandes blanches.

• Vitamine B5 : une expérimentation animale menée en France met en relief le rôle considérable joué par l'acide pantothénique dans la croissance du fœtus ; plus il y a d'acide pantothénique dans l'alimentation de la mère, plus la grossesse a de chances d'être menée à terme ; l'action de la B5 est neutralisée par la plupart des somnifères, les antibiotiques et les sulfamides, donc assurez-vous que vous n'en manquez pas (sources : germes de blé, viande, céréales entières, levure de bière).

• Vitamine B6 : très importante pour la croissance du fœtus ; vous en trouverez dans les céréales, le chou, les volailles.

• Vitamine B9 : les besoins en acide folique sont augmentés pendant la grossesse. Certains médecins estiment même que les femmes enceintes devraient prendre jusqu'à 4 fois plus de B9 que les autres, d'autant que les carences sont aggravées par la prise, avant la grossesse, d'antibiotiques et de la pilule. Vous trouverez de la B9 dans le pain complet, les légumes verts à feuilles, les carottes.

• Vitamine C : dans les agrumes, les fruits rouges, les kiwis, les pommes de terre, les tomates, les poivrons.

• Vitamine E : dans les germes de soja, les céréales, les huiles végétales.

Tous ces nutriments peuvent aussi vous être apportés par des suppléments. Votre médecin vous prescrira éventuellement les suppléments qui vous sont nécessaires et qui sont compatibles avec votre état.

ATTENTION : *Le programme ci-dessous n'est donné qu'à titre indicatif et ne constitue ni une prescription, ni un avis médical ; avant de suivre un tel programme, consultez votre médecin.*

179. Suppléments suggérés

- **Multivitamines/multiminéraux : 1 comprimé matin et soir ;**
- **Complexe vitaminique B : 50 mg, 1 à 3 comprimés par jour.**

180. Se soigner pendant la grossesse

Tout médicament, même le plus anodin, est potentiellement dangereux pendant la grossesse. **La plupart des molécules, en effet, traversent le placenta et peuvent affecter votre enfant.** De plus, les diurétiques et d'autres médicaments créent des carences importantes en vitamines et en minéraux. Comme il existe une incertitude sur votre état de mère au tout début de la grossesse, les médecins recommandent de ne plus prendre de médicaments dès que vous tentez d'avoir un enfant.

Certains suppléments peuvent cependant vous aider à remplacer les médicaments les plus courants.

ATTENTION : *Les suppléments donnés ci-dessous ne le sont qu'à titre indicatif ; ils ne constituent ni une prescription, ni un avis médical ; consultez votre médecin avant toute supplémentation.*

• Constipation : les laxatifs sont déconseillés car ils peuvent contenir du sel et provoquer une rétention d'eau ou de l'hypertension ; les laxatifs à base d'huile minérale peuvent entraîner une carence en vitamines et minéraux. Solution : buvez beaucoup d'eau, mangez des fruits frais et des légumes crus, des céréales entières, **prenez une cuillère d'acidophilus liquide 3 fois par jour.**

• Hémorroïdes : **vitamine C pour renforcer la résistance des parois vasculaires (1 000 mg, 2 à 3 fois par jour), vitamine E pour dissoudre les caillots éventuels (200 à 400 UI, 1 à 3 fois par jour).**

• Insomnies : les tranquillisants et les sédatifs sont contre-indiqués, car ils peuvent créer une dépendance chez le nouveau-né, suivie de symptômes de sevrage. **Essayez un verre de lait – avec du miel – au coucher (contient du tryptophane, un sédatif naturel), vitamine B6 (50 mg, 1/2 h avant le coucher), calcium (500 mg) et magnésium (250 mg) au coucher, complexe vitaminique B (50 mg, 1/2 h avant le coucher).**

• Migraines : elles sont dues au stress, à une sécrétion accrue d'hormones et à une carence possible en vitamines B. L'aspirine n'est pas conseillée, car elle peut entraîner des saignements. **Essayez un comprimé de complexe de vitamines B, 50 mg, matin et soir.**

• Nausées : **la vitamine B6 peut vous soulager (50 mg, 1 à 3 fois par jour).**

• Rétention d'eau : **toujours la vitamine B6, connue pour ses vertus diurétiques (50 à 100 mg, 3 fois par jour).**

• Vergetures : elles se forment à la suite d'une distension de la peau. Pour prévenir leur apparition, essayez des suppléments de **vitamine E (200 à 400 UI par jour) et de vitamine C (500 à 1 000 mg par jour), ainsi qu'une application locale de vitamine E (huile) au coucher.**

181. Le « baby blues »

Une légère dépression survient fréquemment après l'accouchement. Elle est due aux changements hormonaux qui se produisent brutalement dans le corps, mais aussi à une « décompression » mentale après 9 mois d'attente parfois anxieuse et au sentiment d'avoir changé physiquement, d'avoir grossi, de manquer de tonicité... Avant de rechercher une aide médicamenteuse (si vous allaitez, certains médicaments sont déconseillés car ils passent dans le lait maternel et sont transmis à l'enfant), suivez les conseils ci-dessous :

– Dormez autant que possible ; si vous donnez le biberon, demandez à votre compagnon de prendre le relais une ou deux nuits afin que votre sommeil ne soit pas interrompu ; si vous allaitez, remplissez une bouteille de votre lait avant de vous coucher pour que votre compagnon puisse le donner au bébé ; d'une manière générale, essayez de dormir lorsque votre bébé s'endort.

– Assurez-vous que votre nourriture vous apporte suffisamment de vitamines du groupe B, de calcium et de magnésium, ou prenez les suppléments suivants :

- **Vitamines B1 (50 à 100 mg), B6 (50 à 100 mg), B12 (50 à 100 µg) ;**
- **Calcium (500 à 1000 mg), magnésium (2 fois moins) ;**
- **L-phénylalanine* (250 à 500 mg par jour) ;**
- **L-tyrosine* (250 à 500 mg par jour).**

* **ATTENTION :** *L-phénylalanine et L-tyrosine peuvent entraîner de l'hypertension ; ces deux acides aminés sont contre-indiqués en cas de phénylcétonurie ; consultez votre médecin.*

– Évitez les sucres raffinés, le café, le thé, le chocolat, les hamburgers, les pâtisseries...

182. Précautions à prendre si vous allaitez

Ce que vous mangez affecte l'alimentation de votre enfant. Soyez prudente avec les aliments et les médicaments suivants :

– Caféine : elle passe dans le lait maternel et peut rendre l'enfant irritable et insomniaque.

– Alcool : il passe aussi dans le lait maternel.

– Médicaments contenant les molécules suivantes :

- acide nalidixique (Négram) ;
- antispasmodiques à base de belladone (Gastropax, Magnébi Belladoné, Intesticarbine) ;
- atropine (Atropine Aguettant) ;
- benzodiazépines (anxiolytiques du type Valium, Séresta, Lexomil, Tranxène, Urbanyl, etc.) ;
- chloramphénicol (Cébénicol, Tifomycine) ;
- contraceptifs oraux ;
- cyclophosphamide (Endoxan Asta) ;
- dantrone (Fructine Vichy) ;
- ergotamine ;
- isoniazide (Rimifon) ;
- lévodopa (Larodopa) ;
- lindane (Aphtiria, Élénol, Élentol, Scabecid) ;
- lithium (carbonate de) ;
- méprobamate (Équanil, Procalmadiol) ;
- méthotrexate (Ledertrexate) ;
- métronidazole (Flagyl) ;
- œstrogènes ;
- pénicilline G (Spécilline G) ;
- pnénolphtaléine (Purganol Daguin) ;
- phénylbutazone (Butazolidine) ;
- phénytoïne (Di-hydan) ;
- primidone (Mysoline) ;
- streptomycine ;
- tétracycline ;
- acide valproïque (Dépakine) ;
- warfarine (Coumadine).

VII

Des suppléments contre les affections courantes

183. Pourquoi tombe-t-on malade ?

L'hypothèse selon laquelle il existe un lien entre nos émotions et les maladies qui nous touchent n'est pas nouvelle. Dans son livre *Stay Young Longer* (Restez jeune plus longtemps), Linda Clark cite des dizaines d'exemples qui prouvent que ce qui se passe dans la tête ne tarde pas à se passer dans le corps. Selon le docteur Caaren, les gens aigris sont 6 à 8 fois plus touchés que les autres par les arthrites. Selon le docteur Kissen, il existe un lien entre la fréquence d'apparition de la tuberculose et une enfance marquée par l'absence d'affection et de tendresse.

Aujourd'hui, de nombreux médecins pensent que des maladies telles que les ulcères, l'hypertension, les migraines, les arthrites, certains troubles cardiaques et certaines formes de cancers sont dus à des désordres émotionnels. Pour le docteur Gregory Berg, de l'Université de San Diego, **« 30 à 40 % des maladies sont d'ordre purement psychosomatique »**.

Pourquoi et comment ces maladies apparaissent-elles ? Il existe souvent une faible résistance au stress, tant physique que mental, une incapacité à se relaxer et à apprécier chaque instant de l'existence (en d'autres termes, à vivre au présent).

Mais le stress n'explique pas tout. Vous pouvez être victime de votre style de vie ou de l'hérédité. Les habitudes alimentaires et la pollution jouent aussi un rôle considérable, car elles favorisent ou non l'excès de radicaux libres, ces réactions chimiques qui vieillissent prématurément ou détruisent les cellules du corps.

184. Radicaux libres et maladies

Les radicaux libres sont nécessaires, mais en faible quantité seulement. Lorsque les radicaux libres sont en excès (par suite de la pollution de l'air ou de la nourriture, du tabac, de l'abus d'alcool), ils s'attaquent aux cellules et les détruisent ou les endommagent gravement. Les cellules endommagées peuvent l'être au point de voir l'ADN modifié (notre code génétique), ce qui entraîne des mutations et l'apparition éventuelle de cellules précancéreuses. Les radicaux libres sont responsables du déclenchement de nombreux troubles et maladies : athérosclérose, troubles cardiaques, vieillissement cutané et rides, troubles de la mémoire et sénilité, arthrite rhumatoïde, sclérose en plaques, arthrose.

185. Des suppléments pour se défendre

Les suppléments de vitamines, de minéraux et d'acides aminés peuvent réellement vous aider à prévenir l'apparition de très nombreuses maladies en neutralisant les radicaux libres ; c'est ce qui se passe lorsque vous prenez des antioxydants (vitamines A, B, C, E, sélénium, cystéine). Les suppléments peuvent également vous donner les moyens de combattre certaines affections et d'en triompher : par exemple, des suppléments de vitamine C augmentent la production de leucocytes (anticorps) et d'interféron, une substance qui bloque la prolifération des virus.

Lorsque vous tombez malade, lorsque vous vous blessez, le corps réagit aussitôt. Mais il le fait avec les éléments qui sont à sa disposition, et qui dépendent largement de vos habitudes alimentaires et de votre condition. Avec l'âge, en effet, l'organisme a plus de difficultés à assimiler les nutriments essentiels : la sécrétion gastrique est diminuée, l'activité enzymatique est réduite et tout le système immunitaire s'en trouve affecté : **à 60 ans, l'immunité a perdu 2/3 de son efficacité par rapport à l'enfance.** Et ce n'est pas parce que vous êtes loin de la soixantaine que votre résistance aux infections n'est pas diminuée : les carences alimentaires en vitamines et en minéraux, l'abus de tabac ou d'alcool (qui épuise vos réserves) affaiblissent votre système immunitaire. Résultat : votre corps se défend avec moins de vigueur, les troubles s'installent.

Des suppléments polyvitaminés pris régulièrement sont donc d'une importance capitale : la vitamine E, à doses quotidiennes comprises entre 400 et 2 000 UI, améliore de plus de 100 % l'efficacité de certains globules blancs du sang.

Vous trouverez ci-dessous des suggestions pour combattre par des suppléments de vitamines, de minéraux et d'acides aminés des maux courants. *Ces programmes ne constituent ni une prescription ni un avis médical et devraient être entrepris en accord avec votre médecin traitant. Consultez également les précautions d'emploi dans les chapitres consacrés à chaque nutriment.*

186. Allergies

Les allergies sont le résultat de la réponse du système immunitaire à des agents perçus comme dangereux pour le corps : l'organisme réagit en produisant des anticorps (immunoglobulines) et de l'histamine. L'ennui, avec les symptômes associés aux allergies, c'est qu'ils peuvent conduire un médecin à vous cataloguer facilement comme hypocondriaque ou à mettre vos troubles sur le compte du stress ou de la dépression, là où vous êtes peut-être tout simplement allergique à votre pain quotidien. Comment en effet suspecter une allergie en cas de prise de poids inexplicable, troubles digestifs, ulcères, troubles cardiaques, hypertension, migraine, troubles du comportement ou de la concentration ?

Certains nutriments comme la vitamine C ont un pouvoir anti-histaminique. C'est aussi le cas des vitamines B6, B12 et E, du calcium et du zinc. L'acide pantothénique à doses élevées est souvent prescrit aux USA dans le traitement des allergies, en particulier celles qui sont déclenchées par le stress. Pour de nombreux médecins, les allergies alimentaires peuvent être dues à un manque d'acide chlorhydrique dans l'estomac ; ils recommandent aux personnes de plus de 40 ans de prendre des suppléments de chlorhydrate de bétaïne.

- **Multivitamines/multiminéraux : 1 comprimé 2 fois par jour (après les repas) ;**
- **Complexe de vitamines B : 100 mg, 3 comprimés par jour ;**
- **Vitamine B2 : 300 à 500 mg par jour ;**
- **Acide pantothénique (B5) : 1 000 mg, 2 fois par jour ;**

- **Vitamine B6 : 200 à 300 mg par jour ;**
- **Vitamine B12 : 1 000 à 2 000 µg par jour (prise sublinguale) ;**
- **Vitamine C : 1 000 mg, 1 à 3 fois par jour ;**
- **Vitamine E : 200 à 800 UI par jour ;**
- **PABA* : 500 mg, 2 fois par jour, 5 jours par semaine ;**
- **Ail : 1 à 3 capsules par jour.**

* **PRÉCAUTIONS :** *Assurez-vous auparavant que vous n'êtes pas allergique au PABA.*

187. Arthrites

Cette maladie peut revêtir de multiples formes et toucher des personnes de tous âges. Dans certains cas (arthrite rhumatoïde, ostéoarthrite), un bon équilibre entre repos et exercice peut entraîner une amélioration. Natation, yoga, gymnastique en particulier permettent parfois de restaurer la fonction des articulations atteintes. L'alimentation joue aussi un rôle important. Il est généralement recommandé d'éviter thé, café, alcool, sucres raffinés et d'augmenter la part des légumes (crus si possible) dans l'alimentation. **Consommez des aliments riches en vitamine C** (si vous prenez beaucoup d'aspirine, vous risquez un déficit en vitamine C).

- **Multivitamines/multiminéraux : 1 comprimé matin et soir ;**
- **Vitamine C (avec bioflavonoïdes) : 1 000 mg, 1 à 3 fois par jour ;**
- **Complexe vitaminique B : 100 mg, 1 à 3 fois par jour ;**
- **Vitamine B12 : 100 à 200 µg par jour ;**
- **Vitamine PP : 50 à 500 mg par jour ;**
- **Acide pantothénique : 100 mg, 3 fois par jour ;**
- **Vitamine A : 10 000 UI, 3 gélules par jour pendant 5 jours (pause de 2 jours) ;**

- **Vitamine D : 400 UI, 3 gélules par jour pendant 5 jours, puis observer une pause de 2 jours ;**
- **Yucca (ou alfalfa) : 1 à 3 capsules, 3 fois par jour ;**
- **Élixir ou jus de bouleau (Weleda) : 2 à 3 cuillères à café par jour ;**
- **Huile d'onagre : 2 à 3 capsules matin et soir.**

188. Asthme

L'asthme est une condition allergique chronique au cours de laquelle les muscles de l'appareil respiratoire se contractent tandis que la production de mucus est augmentée. L'air circule difficilement à travers les bronches, entraînant une sensation de suffocation.

La vitamine B6 a une influence bénéfique sur les symptômes de l'asthme. Des études montrent qu'une supplémentation en B6 (et en B12 pour les asthmes déclenchés par certains additifs alimentaires) permet de réduire la fréquence et la durée des crises d'asthme. La vitamine C peut, elle, diminuer l'irritabilité des bronches chez l'asthmatique. Selon une étude récente, on a pu réduire les spasmes bronchiques en donnant à des asthmatiques 500 mg de vitamine C, une heure et demie avant un exercice physique. Enfin, il existe un lien entre des carences en magnésium et la fréquence des crises d'asthme.

Les compléments suggérés ci-dessous peuvent améliorer cette condition, mais ne sauraient en aucun cas se substituer à un traitement médical :

- **Multivitamines/multiminéraux : 1 comprimé 2 fois par jour (après un repas) ;**
- **Vitamine C : 1 000 mg, 1 à 3 comprimés par jour ;**
- **Vitamine A : 10 000 à 25 000 UI par jour ;**
- **Vitamine B2 : 100 mg, 3 comprimés par jour ;**
- **PABA* : 500 mg, 2 fois par jour, 5 jours par semaine ;**
- **Acide pantothénique : 1000 à 2 000 mg par jour ;**
- **Vitamine B6 : 100 à 200 mg, 1 à 3 fois par jour ;**

- **Vitamine E : 400 à 800 UI par jour ;**
- **Extrait cortico-surrénal* : Cortine naturelle Laroche Navarron, 1 ampoule par jour pendant 5 à 10 jours,** ***en prise perlinguale*** ;
- **Huile d'onagre : 2 500 mg, 3 fois par jour pendant 3 mois (Prim'onagre, dosé à 500 mg ; Bionagrol 500 ; Effionagre 600 ; Efamol Midy à 500 mg) ;**
- **Magnésium : 250 à 500 mg par jour.**

* **PRÉCAUTIONS :** *L'extrait cortico-surrénal est déconseillé aux personnes allergiques à la viande de bœuf ou de porc ; ne pas prendre le soir, car risque d'insomnie.*

Le PABA peut provoquer des allergies.

189. Bronchite

Cette inflammation des bronches est souvent due au virus qui provoque le rhume. Un traitement antibiotique, souvent prescrit, rend plus indispensable encore la prise de compléments :

- **Multivitamines/multiminéraux : 1 à 2 comprimés par jour ;**
- **Vitamine C (avec bioflavonoïdes) : 1 000 mg, 2 comprimés par jour ;**
- **Vitamine A : 25 000 UI, 2 gélules par jour pendant 5 jours, puis une pause de 2 jours ;**
- **Vitamine E : 400 UI, 1 à 3 gélules par jour.**

190. Cholestérol élevé

Le corps a besoin de cholestérol pour une multitude de fonctions cruciales : production d'hormones, synthèse de la vitamine D, production de la bile, formation des membranes cellulaires entre autres.

Il existe deux types principaux de protéines destinées au transport du cholestérol (lipoprotéines) : cholestérol LDL (pour « low density lipoproteins ») et cholestérol HDL (pour « high density lipoproteins »). C'est l'excès de cholestérol LDL qui est responsable des dépôts graisseux dans les artères. Par contre, un taux élevé de cholestérol HDL semble diminuer le risque cardio-vasculaire : en effet, les HDL peuvent augmenter l'épuration hépatique du cholestérol et son élimination biliaire et « décrasser » en quelque sorte les vaisseaux encombrés.

La responsabilité du cholestérol dans l'athérosclérose (c'est-à-dire l'accumulation de graisses dans les artères) doit donc être nuancée : en fait, ce qui est en cause, c'est l'absence, dans l'alimentation de ceux qui ont un taux de cholestérol total trop élevé, des nutriments qui permettent de métaboliser le cholestérol et d'aliments qui provoquent une augmentation de cholestérol HDL.

Avant de vous précipiter sur un régime pauvre en lipides (qui n'est pas sans danger : une carence en acides gras essentiels peut provoquer des maladies de la peau, des troubles de la menstruation, de l'infertilité, de la fatigue chronique, de l'obésité), **essayez des suppléments de nutriments qui diminuent le taux de cholestérol : vitamine PP, vitamine B6, choline et inositol (présents dans la lécithine), vitamine E, vitamine C.**

- **Complexe vitaminique B : 50 mg, 1 à 3 fois par jour ;**
- **Vitamine PP : 500 mg à 3 000 mg* par jour en plusieurs prises ;**
- **Vitamine B6 : 100 à 200 mg par jour ;**
- **Vitamine C : 1 000 mg par jour ;**
- **Lécithine (granulés) : 3 cuillères par jour ;**
- **Inositol : 250 mg par jour ;**
- **Vitamine E : 500 mg, 1 comprimé par jour ;**
- **Chrome GTF : 200 µg 3 fois par jour ;**
- **Augmentez votre consommation de : céréales, soja, légumes, ail, oignon, yoghourt, pommes, agrumes, poisson ;**
- **Huile d'onagre : 2 à 3 capsules matin et soir.**

* **PRÉCAUTIONS :** *Consultez votre médecin avant de prendre plus de 1 000 mg de vitamine PP par jour.*

191. Constipation

- **Vitamine B5 : 1 000 à 3 000 mg par jour ;**
- **Vitamine C : 1 000 à 2 000 mg par jour.**

192. Coupures

La vitamine C a une action cicatrisante. **Prenez 2 comprimés quotidiens de complexe de vitamine C (1 000 mg, avec bioflavonoïdes) ainsi que 50 mg de zinc et 1 000 UI de vitamine E.**

193. Décalage horaire

Si vous voyagez beaucoup, les symptômes du décalage horaire vous sont familiers : fatigue, insomnie, étourdissements, irritabilité.

Les décalages horaires dans le sens ouest/est sont souvent plus pénibles qu'en sens inverse. Comptez environ 1/2 journée par fuseau horaire pour vous adapter à votre nouvelle situation. Le régime alimentaire joue un rôle important dans les effets du décalage horaire : il est conseillé de manger peu et de boire peu d'alcool pendant le vol. Choisissez une alimentation riche en protéines et en fruits, pauvre en calories, avant, pendant et après le voyage. Buvez beaucoup mais évitez le café. Un complément vitaminique sera toujours bénéfique.

Suppléments suggérés pour lutter contre les effets du décalage horaire :

- **Multivitamines/multiminéraux : 1 comprimé la veille ou le matin du départ, plus 1 comprimé pendant un vol de 6 heures ou plus, après un repas ;**
- **Complexe de vitamines B (action prolongée) : 1 comprimé au début du voyage et un autre 8 heures plus tard ;**
- **Vitamine C : 1 000 mg, 1 à 3 comprimés par jour ;**
- **Vitamine E : 200 à 400 UI, 2 comprimés par jour ;**
- **Buvez du lait avant, pendant et après le voyage.**

194. Démangeaisons

Pour les démangeaisons simples, du type urticaire, les antihistaminiques sont recommandés. Cet effet peut être obtenu avec la vitamine C.

- **Vitamine C : 1 000 mg, 1 comprimé aux 2 repas ;**
- **Acide pantothénique (B5) : 1 000 mg, 1 à 3 comprimés par jour ;**
- **Complexe de vitamines B : 100 mg, 1 comprimé aux 2 repas.**

195. Dépigmentation, vitiligo

- **Vitamine B9 (acide folique) : 1 à 5 mg par jour ;**
- **PABA : 500 mg, 4 fois par jour, 5 jours par semaine.**

196. Dermites de contact

Il s'agit d'une inflammation de la peau après un contact avec une plante, un produit cosmétique, chimique, métallique ou médicamenteux. Une rougeur se développe au bout de 2 jours en général, parfois accompagnée de démangeaisons, et dure 1 à 2 semaines. Votre médecin ou votre pharmacien saura vous prescrire le traitement approprié. Parallèlement, les suppléments ci-dessous sont conseillés (également dans le cas d'eczéma) :

- **Multivitamines/multiminéraux : 1 comprimé matin et soir ;**
- **Vitamine A : 25 000 UI, 1 à 2 gélules par jour pendant 5 jours, puis pause de 2 jours ;**
- **Vitamine B2 : 100 à 500 mg par jour ;**
- **Biotine : 5 mg, 3 fois par jour ;**
- **PABA : 500 mg, 4 fois par jour, 5 jours par semaine ;**
- **Vitamine E : 400 UI, 1 à 2 comprimés par jour ;**
- **Zinc : 50 mg, 3 comprimés par jour avec un repas ;**
- **Acidophilus liquide : 3 à 6 gélules par jour.**

197. Diabète

Le diabète survient lorsque le corps ne parvient pas à métaboliser complètement sucres et amidons, soit parce que le pancréas ne produit pas assez d'insuline, soit parce que l'insuline produite a peu d'effet. Il est généralement conseillé de suivre un régime pauvre en graisses, en glucides simples et en sucres et riche en glucides complexes (certaines fibres permettraient de contrôler le taux de glucose et de cholestérol dans le sang). Des aliments riches en vitamines C et E sont aussi conseillés pour compenser les faiblesses de la circulation sanguine. Vous pouvez essayer les compléments ci-dessous (qui ne se substituent pas à un traitement) *après avoir consulté votre médecin* :

- **Multivitamines/multiminéraux : 1 comprimé par jour ;**
- **Facteur de tolérance au glucose (chrome GTF) : 200 µg, 3 fois par jour ;**
- **Potassium* : 100 à 300 mg par jour ;**
- **Zinc : 50 mg, 1 à 2 comprimés par jour ;**
- **Ail : 1 à 3 capsules par jour.**

* **PRÉCAUTIONS :** *Ne pas prendre de suppléments de potassium hors surveillance et avis médicaux.*

198. Douleurs

La DL-phénylalanine est utilisée aux USA dans le traitement de nombreux états douloureux. La DL-phénylalanine augmente le taux de certaines substances du cerveau qui neutralisent la douleur :

- **DL-phénylalanine* : 1 500 à 3 000 mg par jour, en 3 prises (avec un peu d'eau, sur un estomac vide). Si vous ne constatez aucune amélioration au bout de 2 semaines, interrompez les prises. S'il y a amélioration, réduisez petit à petit les doses.**

* **PRÉCAUTIONS :** *Déconseillée dans les cas de phénylcétonurie et si vous prenez des antidépresseurs aux IMAO. Il y a risque d'hypertension et mieux vaut consulter un médecin.*

199. États post-opératoires

Après une opération, il est recommandé d'apporter au corps tous les compléments qui accéléreront le processus de rétablissement.

- **Multivitamines/multiminéraux : 1 comprimé matin et soir ;**
- **Vitamine C : 1 000 mg, 3 comprimés par jour ;**
- **Vitamine A : 10 000 à 25 000 UI, 3 comprimés par jour pendant 5 jours, puis pause de 2 jours ;**
- **Vitamine E : 400 UI, 3 gélules par jour ;**
- **Zinc :15 à 50 mg par jour.**

200. Fractures

Pour accélérer le processus de guérison, assurez-vous que votre alimentation vous procure **1 000 à 1 500 mg de calcium et 400 à 500 UI de vitamine D par jour.** *Si vous prenez des suppléments, attendez pour ce faire la fin de la période d'immobilisation.*

201. « Gueule de bois »

Un comprimé de vitamines B ne gommera pas comme par magie vos excès de la soirée, mais peut rendre votre réveil moins pénible (l'alcool détruit les vitamines B). Vous pouvez essayer les suppléments suivants :

- **Complexe de vitamines B : 100 mg, 1 comprimé avant de sortir, 1 autre comprimé au coucher ;**
- **Huile d'onagre : 2 capsules matin et soir.**

202. Hémorroïdes

Les causes d'apparition des hémorroïdes sont connues : manque d'exercice, régime alimentaire déséquilibré... Vous pouvez tirer profit des compléments suivants :

- **Vitamine C (avec bioflavonoïdes) : 1 000 mg, 2 comprimés par jour ;**
- **Vitamine E (pure, huileuse) : en applications locales ;**
- **Acidophilus : 1 à 3 gélules par jour.**

203. Herpès

L'herpès se manifeste par des crises de quelques semaines à quelques mois. L'herpès affaiblit le système immunitaire, mais le virus ne peut être supprimé car il se cache dans les ganglions lymphatiques.

Un acide aminé, la lysine, a la propriété de diminuer la fréquence et la durée des crises d'herpès :

- **Lysine : 3 à 9 grammes par jour, en plusieurs prises sur un estomac vide ;**
- **Vitamine C : 1 000 mg matin et soir ;**
- **Diminuer les aliments riches en arginine (noix, chocolat), un acide aminé qui stimule l'activité du virus.**

204. Hypertension

La tension artérielle dépend de deux facteurs : le volume de sang pompé par le cœur et le diamètre des artères. Au-dessus de 140/90 mm Hg, on considère que la tension est élevée. Dans 9 cas sur 10, aucune cause particulière ne peut être isolée.

Si votre tension est élevée, vous connaissez probablement l'importance d'un régime alimentaire adapté (pauvre en sel, en sucre, en caféine...). Sachez aussi que certains compléments peuvent vous aider à maintenir votre tension à un niveau bas. Assurez-vous auprès de votre médecin qu'il n'existe aucune contre-indication.

- **Multivitamines/multiminéraux : 1 comprimé par jour ;**
- **Vitamine PP : 100 à 300 mg par jour ;**
- **Vitamine C : 1 000 mg, 1 comprimé par jour ;**
- **Vitamine E : 100 UI par jour ;**
- **Lécithine (granulés) : 3 cuillères à soupe par jour ;**
- **Ail : capsules, 1 à 3 par jour (Ex'Ail, Kwaï) ;**
- **Huile d'onagre : 2 capsules matin et soir.**

205. Mal des transports, nausées

La vitamine B6 entre dans la composition de nombreuses préparations contre les nausées et elle peut améliorer votre état si vous prenez **un comprimé (50 mg) au coucher, la veille du départ, suivi d'un autre le matin du départ.**

206. Migraines/maux de tête

Essayez le cocktail suivant :

- **Complexe de vitamines B (action prolongée) : 100 mg, 2 comprimés par jour ;**
- **Vitamine PP : 100 mg, 3 comprimés par jour ;**
- **Calcium : 1 000 mg, matin et soir ;**
- **Magnésium : 500 mg, matin et soir ;**
- **Avec un ou deux verres de lait écrémé.**

207. Mononucléose infectieuse

Elle touche la plupart des enfants entre 4 et 15 ans et affaiblit parfois de manière très prolongée l'organisme. Le régime et le repos jouent un rôle important dans la convalescence.

- **Multivitamines/multiminéraux : 1 comprimé 2 fois par jour ;**
- **Vitamine C : 1000 mg, 2 comprimés par jour ;**
- **Potassium* : 200 mg par jour en deux prises.**

* **PRÉCAUTIONS :** *Ne prenez pas de suppléments de potassium hors surveillance médicale.*

208. Ostéoporose

Les femmes sont plus fréquemment touchées par cette maladie que les hommes, en particulier après 45 ans. **À cet âge, en effet, 1 femme sur 4 présente des signes d'ostéoporose** (9 sur 10 après 75 ans). Un régime pauvre en calcium, le tabagisme (les fumeuses sont 2 fois plus atteintes que les non-fumeuses), le manque d'exercice, la maigreur, l'anorexie augmentent le risque d'ostéoporose.

Autres facteurs : un régime riche en protéines (les végétariens sont moins touchés), une consommation excessive d'alcool, de café (la caféine peut perturber le processus d'absorption du calcium) et un niveau d'œstrogènes faible (plus la ménopause intervient tôt, plus le risque d'ostéoporose est grand).

Les médecins s'accordent pour penser que **plus une femme a « stocké » de calcium avant la ménopause, moins elle a de chances de souffrir d'ostéoporose.** Il est donc conseillé de :

• **Consommer suffisamment de calcium :** au moins 1 000 mg par jour avant la ménopause ; 1 500 mg après. Ce calcium se trouve dans des aliments tels que : laitages, sardines, saumon, légumes verts. Si votre régime n'est pas assez riche en calcium, prenez des suppléments de calcium et de magnésium (1 comprimé matin, midi et avant de se coucher).

• Pour favoriser l'absorption du calcium, il est conseillé de **prendre un supplément de vitamine D** (800 UI par jour, 5 jours par semaine) et de vitamine C (1 000 mg par jour).

• **Éviter la consommation de boissons gazeuses du type soft drinks.** Ces boissons sont riches en phosphore, qui favorise l'excrétion du calcium. Résultat : pour maintenir son équilibre en calcium, l'organisme puise dans ses réserves, c'est-à-dire vos os.

• **Réduire la consommation de viande,** encore un aliment riche en phosphore.

• **Faire de l'exercice.** Si vous êtes âgée de moins de 40 ans, vous tirerez un grand profit d'une pratique régulière (sans être excessive) de la musculation. Soulever des poids augmente la résistance du squelette. Autres sports recommandés : jogging, marche, tennis, vélo, danse, ski de fond.

209. Polypes

L'évolution des polypes doit être contrôlée par un médecin. La chirurgie s'impose dans la plupart des cas. Cependant, la vitamine C a donné de bons résultats (en association avec un régime riche en fibres) dans plusieurs expériences menées dans des hôpitaux américains, où il était donné aux patients des doses de 3 000 mg de vitamine C par jour (comprimés à action prolongée). Consultez dans tous les cas votre médecin.

210. Problèmes cardiaques

Consultez votre médecin avant de prendre les compléments ci-dessous :

- **Multivitamines/multiminéraux : 1 comprimé matin et soir ;**
- **Vitamine C : 1 000 mg, 1 comprimé par jour ;**
- **Vitamines B (action prolongée) : 100 mg, 1 à 3 fois par jour ;**
- **Vitamine PP : 100 mg, 1 à 3 fois par jour ;**
- **Vitamine E : 400 UI, 1 gélule par jour (cette dose doit être atteinte de manière progressive) ;**
- **Lécithine (granulés) : 3 cuillères à soupe, 3 fois par jour.**

211. Problèmes de prostate

La prostate contient normalement 10 à 12 fois plus de zinc que les autres organes du corps humain. Dans les cas de prostatite chronique ou d'hypertrophie bénigne, cependant, la concentration en zinc est inférieure à la normale. Un régime très riche en zinc (lentilles, oignons, levure de bière, huîtres) a pu donner des résultats remarquables. Dans de nombreux cas, les symptômes ont totalement disparu.

- **Multivitamines/multiminéraux : 1 comprimé par jour ;**
- **Vitamine F ou lécithine : 3 capsules, 3 fois par jour ;**
- **Zinc : 50 mg, 3 comprimés par jour ;**
- **Pollen d'abeille : 20 à 40 g par jour.**

212. Rhumes

Si vous croyez que la vitamine C peut venir à bout d'un rhume... vous vous trompez ! La vitamine C ne guérit pas cette affection bénigne, mais elle peut tout de même vous aider.

L'Université du Wisconsin a mené en 1990 une expérience intéressante. Huit volontaires en bonne santé ont absorbé pendant un mois 2 g de vitamine C par jour, tandis que huit autres prenaient un placebo. Au bout d'un mois, les seize personnes ont été mises en contact avec un groupe d'individus enrhumés. Ceux qui avaient pris de la vitamine C et qui tombèrent malades le restèrent environ une semaine, contre deux semaines pour les autres. De plus, si autant d'individus des deux groupes tombèrent malades, les rhumes furent moins graves pour ceux qui avaient pris de la vitamine C.

Le programme suggéré ici doit vous permettre de compenser l'épuisement de vos réserves en nutriments, dû à la maladie mais aussi aux médicaments :

- **Multivitamines/multiminéraux : 1 à 2 comprimés par jour (après un repas) ;**
- **Vitamine C (avec bioflavonoïdes) : 1 000 mg, 3 comprimés par jour ;**
- **Vitamine A : 25 000 UI, 1 à 3 gélules par jour pendant 5 jours, puis pause de 2 jours ; réduire à 5 000-10 000 UI par jour la deuxième semaine, puis interrompre ;**
- **Vitamine E : 200 à 400 UI par jour ;**
- **Zinc :15 mg, 3 comprimés par jour ;**
- **Pollen d'abeille : 20 à 40 g par jour.**

213. Syndrome prémenstruel

Pendant les jours qui précèdent l'apparition des règles, de nombreuses femmes sont affectées par des troubles tant physiques (douleurs) que psychiques (dépression, irritabilité, insomnie). Cette maladie fait subir au corps un stress important et une alimentation inadéquate peut non seulement aggraver les symptômes, mais également être à l'origine de certains troubles. Les suppléments ci-dessous sont conseillés pour accompagner cette période difficile :

- **Multivitamines/multiminéraux : 1 comprimé par jour ;**
- **Vitamine C : 1 000 mg, 1 comprimé par jour ;**
- **Vitamine B5 (acide pantothénique) : 1 000 mg par jour ;**
- **Vitamine B6 : 50 à 200 mg par jour (commencer par des doses de 50 mg, puis augmenter progressivement) ;**
- **Vitamine E : 200 à 400 UI par jour ;**
- **Calcium : 250 mg par jour ;**
- **Magnésium : 500 mg par jour ;**
- **Huile d'onagre : 500 mg, 3 fois par jour.**

214. Ulcères

Les ulcères peptiques siègent dans l'œsophage, l'estomac ou le duodénum. On pense qu'ils sont dus à un déséquilibre entre l'acidité des sucs gastriques et la qualité (résistance) des tissus qui forment la paroi stomacale. Sans se substituer à un traitement médical, certains compléments se sont révélés utiles dans le cas d'ulcères :

- **Multiminéraux : 1 comprimé matin et soir ;**
- **Vitamine C (avec bioflavonoïdes) : 500 mg, 2 fois par jour ;**
- **Vitamine A : 25 000 UI, 1 à 2 fois par jour pendant 5 jours, puis pause de 2 jours ;**
- **Complexe de vitamines B : 100 mg, 1 comprimé matin et soir ;**
- **Aloe vera (gel) : 1 à 3 gélules par jour (Arkogélules).**

215. Varices

Un Français sur 10 souffre de varices (les femmes sont deux fois plus concernées que les hommes). Les varices apparaissent par suite d'un relâchement des valvules qui font normalement circuler le sang. Quand celles-ci sont déficientes (âge, manque d'exercice, obésité), le sang stagne dans les veines. Il est conseillé de ne pas rester debout pendant de longues périodes, de faire de l'exercice (vélo, marche, natation) et de porter éventuellement des bas spéciaux. La chirurgie (stripping) donne de bons résultats, tout comme les régimes riches en vitamine C :

- **Multivitamines/multiminéraux : 1 à 2 comprimés par jour ;**
- **Vitamine C (avec bioflavonoïdes) : 1 000 mg, 1 à 3 comprimés par jour ;**
- **Vitamine E : 400 à 800 UI par jour.**

VIII

Des suppléments pour renoncer au tabac, à l'alcool et aux drogues

Nous vivons dans un environnement de plus en plus pollué et toxique, qu'il s'agisse de la fumée de tabac, des médicaments que nous consommons (notamment tranquillisants), des drogues diverses, des additifs et colorants alimentaires ou des graisses saturées que l'on trouve dans la nourriture moderne. Ainsi :

– **40 % des Français adultes fument régulièrement ; le tabac tue directement 60 000 Français chaque année,** sans compter les décès des fumeurs « passifs » qui vivent dans l'entourage des fumeurs (conjoints, enfants, collègues de travail) ;

– **4,5 millions de Français sont alcooliques ;** l'alcool est responsable de la mort de 25 000 personnes chaque année ;

– **100 000 Français sont héroïnomanes, 600 000 consomment régulièrement de la cocaïne ;**

– **Chaque Français consomme 4 kg de café par an ;** 80 % de la population consomme plus de 200 mg de caféine par jour ; à partir de 5 tasses de café par jour, le risque de développer une maladie coronarienne est multiplié par trois ;

– **La France est le premier pays au monde pour la consommation de tranquillisants :** 20 % de la population a consommé des benzodiazépines en 1990, des médicaments qui créent à la longue une accoutumance ;

– **10 millions de Français ont un taux de cholestérol sanguin trop élevé.**

Les vitamines, les minéraux et les acides aminés ont un pouvoir détoxicant et purifiant considérable car ils sont les précurseurs des antioxydants qui protègent les cellules contre les méfaits des radicaux libres. Un programme de suppléments peut vous aider à :

– renoncer à une habitude néfaste ;
– « nettoyer » votre organisme ;
– vous protéger contre les attaques des substances polluantes.

216. Les dépolluants de l'organisme

Ces nutriments sont largement utilisés aux États-Unis dans les programmes de désintoxication les plus divers (tabac, alcool, drogues). Leurs effets peuvent être spectaculaires :

– **Vitamine A et bêta-carotène** (provitamine A) : le bêta-carotène est l'un des antioxydants les plus puissants ; des carences en vitamine A et en bêta-carotène augmentent le risque d'apparition de plusieurs cancers, comme le cancer du poumon chez les fumeurs. L'alcool détruit les réserves en vitamine A que l'organisme constitue dans le foie et des suppléments sont donc nécessaires lorsque la consommation d'alcool est excessive.

– **Vitamine B1** (thiamine) : l'une des maladies les plus graves liées à la consommation excessive d'alcool est le syndrome de Wernicke-Korsakoff, caractérisé par un état de confusion extrême et des mouvements oculaires désordonnés ; cette maladie est due à une carence grave en thiamine. Une supplémentation en thiamine peut prévenir l'apparition de cette maladie et celle de nombreux troubles liés à la consommation d'alcool. Deux chercheurs de l'Université de San Diego ont récemment affirmé qu'en ajoutant de la vitamine B1 à toutes les boissons alcoolisées vendues aux USA (coût : 16 millions de dollars), ce pays économiserait 71 millions sur les dépenses de santé liées à l'alcoolisme.

– **Vitamine B2** (riboflavine) : des études suggèrent que les carences en vitamine B2 sont liées à la fréquence des cancers de l'œsophage, qui touche en particulier les gros consommateurs d'alcool et de tabac.

– **Vitamine B3** (nicotinamide, acide nicotinique) : des suppléments d'acide nicotinique (qui n'a rien à voir avec la nicotine du tabac) permettent de diminuer le taux de cholestérol LDL, la triglycéridémie (teneur en lipides) et d'augmenter le taux de cholestérol HDL (le « bon » cholestérol).

– **Vitamine B6** (pyridoxine) : la consommation régulière d'alcool, l'usage de contraceptifs oraux entraînent des carences en vitamine B6, un nutriment d'une importance considérable pour le bon fonctionnement de l'influx nerveux. Les carences en B6 peuvent provoquer dépression, confusion, convulsions, susceptibilité accrue aux infections et épisodes asthmatiques.

– **Vitamine B9** (acide folique) : l'alcool, la pilule, les barbituriques, certains médicaments (Di-hydan, Mysoline) augmentent le risque de carences en acide folique. Le tabac interfère avec l'action de l'acide folique dans les tissus des bronches, augmentant le risque de cancer.

– **Vitamine B12** (cobalamines) : l'alcool et le tabac interfèrent avec l'action de la vitamine B12, un nutriment qui en temps normal bloque l'action allergénique des sulfites contenus dans l'alimentation.

– **PABA** (acide para-aminobenzoïque) : le PABA protège les membranes cellulaires d'une destruction par les radicaux libres ; en application sur la peau, il empêche l'apparition de certains cancers.

– **Vitamine C :** 90 % des alcooliques, 70 % des fumeurs manquent de vitamine C. La vitamine C diminue l'irritabilité des bronches chez les asthmatiques, combat la formation de nitrosamines (cancérigènes) dans le corps, participe au système immunitaire.

– **Vitamine D :** la consommation de barbituriques, d'alcool, de certains médicaments (Di-hydan, Mysoline), de certains laxatifs peut provoquer des carences en vitamine D.

– **Vitamine E :** l'un des antioxydants les plus importants ; des carences en vitamine E peuvent constituer un facteur d'apparition du cancer du poumon. Or les fumeurs présentent souvent des taux de vitamine E très faibles.

– **Calcium :** l'alcool inhibe l'absorption du calcium et de nombreux alcooliques accusent des pertes de masse osseuse.

– **Magnésium :** 50 à 60 % de la population serait déficitaire en magnésium, une condition qui peut se traduire par des maladies cardio-vasculaires, de l'hypertension et des troubles nerveux.

– **Sélénium :** le manque de sélénium peut entraîner l'apparition de cancers prostatiques et gastro-intestinaux ;

des suppléments de sélénium renforcent le système immunitaire, empêchent (chez l'animal) l'apparition de cancers induits par des substances chimiques ou des virus.

– **Zinc :** un antioxydant qui, comme le sélénium, renforce l'action de la vitamine E et le système immunitaire.

– **L-tyrosine :** la L-tyrosine est utilisée avec succès dans les traitements de désintoxication de la cocaïne.

– **L-phénylalanine :** des suppléments de phénylalanine donnés à des animaux alcooliques entraînent une baisse de leur consommation d'alcool.

– **L-tryptophane :** le L-tryptophane est un précurseur de la sérotonine, un neuromédiateur qui est souvent déficitaire chez les gros buveurs d'alcool et les consommateurs de cocaïne et d'amphétamines ; des suppléments de L-tryptophane facilitent le sevrage des cocaïnomanes et diminuent les troubles associés aux carences en sérotonine (troubles du comportement, insomnies, dépression, hallucinations).

– **L-glutamine :** cet acide aminé permet de traiter certains cas d'alcoolisme chronique ; il aide souvent les alcooliques à ne pas reprendre leurs habitudes.

– **Lécithine :** cette combinaison d'acides gras permet de diminuer les effets secondaires (dyskinésie) liés au sevrage des neuroleptiques et des tranquillisants ; elle semble aussi retarder le vieillissement des cellules du cerveau.

217. Pour en finir avec l'alcool

L'alcool affecte les neuromédiateurs du cerveau, ces substances chimiques qui portent les messages d'une région à une autre. Dans un premier temps, l'alcool semble augmenter les sécrétions de dopamine, noradrénaline, sérotonine, acétylcholine, acide gamma-aminobutyrique et d'endorphines et enképhalines, ce qui se traduit par une sensation de plaisir et une diminution de l'anxiété et du stress. **Sur une longue période, cependant, la sécrétion de ces neuromédiateurs se trouve affectée et les taux sont insuffisants pour empêcher l'apparition de trou-**

bles mentaux : paranoïa, perte de mémoire, dépression, troubles de la personnalité.

Dans le foie, l'alcool est transformé en acétaldéhyde, une substance toxique qui détruit les membranes cellulaires ; la consommation d'alcool entraîne aussi l'augmentation de la production d'acide lactique, d'acides gras et l'accumulation de graisses dans le foie ; le taux de glucose du sang chute, créant une hypoglycémie fréquente chez l'alcoolique.

L'alcool détruit des nutriments essentiels (acide folique), ce qui favorise la baisse de l'immunité et une résistance diminuée aux infections et au cancer.

218. Quand est-on alcoolique ?

Un moyen de le savoir est de répondre au questionnaire qui suit :

1. Vous êtes-vous déjà dit que vous devriez diminuer votre consommation d'alcool ?
2. Vous a-t-on déjà fait des réflexions sur votre consommation d'alcool ?
3. Avez-vous déjà pris de l'alcool au lever avant toute autre alimentation ?
4. Vous êtes-vous déjà senti coupable de boire ?

Si vous avez répondu au moins deux fois « oui » aux questions ci-dessus, vous êtes probablement sous dépendance.

219. Les nutriments anti-alcool

Le programme qui suit peut vous aider à diminuer votre attirance pour l'alcool. Ne s'agissant pas d'une prescription médicale, il est recommandé de consulter votre médecin :

- **Multivitamines/multiminéraux : 1 comprimé matin et soir ;**
- **Vitamine A : 5 000 UI par jour pendant 5 jours, puis pause de 2 jours ;**
- **Bêta-carotène (provitamine A) : 30 à 50 mg ;**
- **Vitamine B1 : 100 à 500 mg* ;**

- **Vitamine B2 : 100 à 300 mg ;**
- **Vitamine B3 : 100 à 500 mg ;**
- **Vitamine B5 : 100 à 500 mg ;**
- **Vitamine B6 : 50 à 200 mg ;**
- **Vitamine B9 : 5 mg ;**
- **Vitamine B12 : 100 à 300 µg ;**
- **Vitamine C : 1 000 à 2 000 mg ;**
- **Vitamine D : 200 à 400 UI ;**
- **Vitamine E : 400 à 800 UI ;**
- **Calcium : 500 à 1 000 mg ;**
- **Magnésium* : 2 fois moins que de calcium ;**
- **Sélénium : 50 µg, 1 à 3 fois par jour ;**
- **L-glutamine : 1 000 mg, 3 fois par jour (sur un estomac vide).**

** Dans les cas sévères, votre médecin pourra en plus vous injecter en intramusculaires 100 mg de vitamine B1 (pendant 2 à 3 jours) et 1 000 mg de sulfate de magnésium (pendant 3 jours).*

220. Nutrition et alcool

Votre capacité à éviter l'alcool, à corriger ses effets, à renforcer votre système immunitaire dépend en grande partie de votre alimentation. Voici les aliments à rechercher et ceux à éviter :

– Évitez : la caféine, le sel, les sucres raffinés, les additifs alimentaires, le chocolat, les jaunes d'œufs, les abats, le lait entier, le beurre, la crème, les fritures, les pâtisseries ;

– Buvez et mangez : de l'eau, des glucides complexes (légumes, fruits, pain complet, pâtes, riz brun), des céréales, de la margarine (à la place du beurre), des oignons, de l'ail, des yoghourts.

221. Pour en finir avec le tabac

L'accoutumance à la nicotine est de même nature que l'accoutumance à la cocaïne et à l'héroïne. C'est la raison pour laquelle un régime approprié est nécessaire pour arrêter de fumer ; parallèlement, des suppléments de vitamines, de minéraux et d'acides aminés permettent de purifier l'organisme, de réduire le stress et de contrebalancer les effets du tabac sur le système nerveux.

La nicotine a à première vue un effet psychoactif remarquable : elle favorise la relaxation dans les situations de stress, elle donne un sentiment d'euphorie et de vitalité (avec les premières cigarettes de la journée), elle a aussi un rôle antidépresseur. Ces effets sont dus à l'action de la nicotine sur plusieurs neuromédiateurs et neuropeptides du cerveau, dont elle augmente la sécrétion. Mais ces effets sont fugitifs, d'où l'envie d'allumer une autre cigarette pour les reproduire, et ainsi de suite.

Malheureusement, les autres effets du tabac sont désastreux :

• La fumée détruit les cils vibratiles qui tapissent les voies respiratoires et filtrent en temps normal les particules nocives ; une fois ces cils détruits, les voies respiratoires n'expulsent plus les éléments toxiques (goudrons) et les poussières, qui restent dans les poumons.

• L'accumulation de goudron à partir de 20 cigarettes par jour **conduit les muqueuses respiratoires à un stade précancéreux au bout de 18 ans environ.**

• Le cancer de la vessie est six fois plus fréquent chez les fumeurs que chez les non-fumeurs ; **90 % des décès par cancer du poumon, 75 % par bronchite chronique sont imputables au tabac.**

• Les fumeurs sont 6 fois plus exposés que les non-fumeurs à l'artériosclérose.

• Parmi les personnes de moins de 35 ans atteintes d'infarctus du myocarde, **80 % sont de gros fumeurs ;** 25 % des décès dus à des maladies cardio-vasculaires sont imputables au tabac.

• Le tabac épuise les réserves du corps en vitamine C.

• Les pertes de mémoire, migraines, insomnies sont 5 à 6 fois plus fréquentes chez les fumeurs que chez les non-fumeurs.

• Les femmes qui fument et prennent la pilule ont un risque accru de développer des maladies cardio-vasculaires.

• Les enfants nés de mères qui n'ont pas renoncé au tabac pendant la grossesse sont plus chétifs à la naissance et plus sensibles aux infections au cours des premières années ; **le risque de mortalité prénatale est de 30 % lorsque les futures mères fument 20 cigarettes par jour,** et de 15 % lorsqu'elles fument moins de 20 cigarettes ; les naissances prématurées sont deux fois plus fréquentes chez les fumeuses.

222. Stratégie anti-tabac

Les dégâts causés par le tabac sont liés à la quantité de radicaux libres qui se développent au niveau cellulaire chaque fois que vous fumez. Si vous n'avez pas encore renoncé à fumer, il est nécessaire de protéger au maximum votre corps en augmentant votre consommation d'antioxydants.

Le programme ci-dessous peut vous aider à limiter les dommages causés par la fumée de cigarettes :

- **Multivitamines/multiminéraux : 1 comprimé matin et soir (action prolongée, aux repas) ;**
- **Complexe vitaminique B* : 50 mg, 2 fois par jour ;**
- **Bêta-carotène : 30 à 50 mg par jour ;**
- **Vitamine C : 1 000 mg, 1 à 3 fois par jour ;**
- **Vitamine E (anhydre) : 200 à 1 000 UI par jour ;**
- **Calcium : 250 à 1 500 mg par jour ;**
- **Magnésium : 2 fois moins que de calcium ;**
- **Sélénium : 50 µg, 1 à 3 fois par jour ;**
- **Zinc : 15 à 50 mg par jour.**

* *On a obtenu une régression du nombre de cellules précancéreuses du poumon avec des suppléments de 10 mg d'acide folique et de 500 µg de vitamine B12 (hydroxycobalamine).*

Si vous cherchez à diminuer votre dépendance vis-à-vis du tabac, vous devriez considérer la prise de suppléments de L-tyrosine (convertie en dopamine dans le cerveau), qui a un effet calmant et relaxant et permet de combattre fatigue, dépression, irritabilité :

- **L-tyrosine* : 1 000 à 2 000 mg, 3 fois par jour (sur un estomac vide) ;**
- **Multivitamines/multiminéraux : 1 comprimé matin et soir (action prolongée, aux repas) ;**
- **Complexe vitaminique B : 100 mg, 1 à 3 fois par jour ;**
- **Vitamine C : 1 000 mg, 1 à 3 fois par jour ;**
- **Zinc : 15 à 50 mg, 1 à 3 fois par jour.**

* **PRÉCAUTIONS :** *La prise de L-tyrosine peut entraîner une augmentation de la tension artérielle ; elle est contre-indiquée si vous suivez un traitement antidépresseur aux IMAO. Consultez votre médecin.*

223. Pour en finir avec la cocaïne

La cocaïne est un alcaloïde dérivé des feuilles de coca, une plante qui pousse principalement en Amérique du Sud (Pérou, Bolivie). Au début, la cocaïne a un effet euphorisant sur le système nerveux : elle diminue l'anxiété, donne une impression de bien-être, améliore la sexualité. Il semble en effet que la cocaïne augmente dans un premier temps l'activité de certains neuromédiateurs, telles la dopamine, la sérotonine et la noradrénaline. Mais lorsque la cocaïne est prise régulièrement, l'activité de ces neuromédiateurs finit par diminuer : il faut alors prendre de plus en plus de cocaïne pour retrouver les effets euphorisants du début et la dépendance s'installe, avec ses risques. L'excès de cocaïne peut provoquer :

- des troubles cardio-vasculaires (arythmie) allant jusqu'à la crise cardiaque,
- des troubles rénaux et hépatiques,
- de l'hypertension,
- des troubles mentaux (psychose maniaco-dépressive, paranoïa) plusieurs années après l'arrêt de la cocaïne,
- une perforation de la cloison nasale lorsque la cocaïne est inspirée,
- des complications pendant la grossesse lorsque la mère prend de la cocaïne.

La prise de cocaïne s'accompagne souvent de malnutrition et de carences dans plusieurs vitamines et minéraux. Si vous consommez cette drogue, les suppléments suivants sont fortement recommandés :

- **Multivitamines/multiminéraux : 1 comprimé matin et soir (aux repas) ;**
- **Bêta-carotène : 30 à 50 mg par jour ;**
- **Complexe vitaminique B : 100 mg, 1 à 3 fois par jour ;**
- **Vitamine C : 1 000 mg, 1 à 3 fois par jour ;**
- **Vitamine E (anhydre) : 200 à 400 UI, 1 à 3 fois par jour ;**
- **Sélénium : 50 à 200 µg par jour ;**
- **Zinc : 30 à 50 mg par jour.**

Si vous souhaitez renoncer à votre habitude, sachez que **la L-tyrosine permet d'obtenir de bons résultats : 1 000 à 2 000 mg, 3 fois par jour sur un estomac vide.** La prise de L-tyrosine peut entraîner une augmentation de la tension artérielle ; elle est contre-indiquée si vous suivez un traitement antidépresseur aux IMAO. Consultez votre médecin.

224. Pour en finir avec les opioïdes

Les opioïdes sont des dérivés de l'opium. Les opioïdes sont les médicaments les plus efficaces pour lutter contre la douleur (morphine) mais sont aussi utilisés comme sédatifs de la toux (codéine). L'héroïne n'est pas une spécialité médicale, mais elle est consommée régulièrement par près de 100 000 personnes en France. Les opioïdes ont un danger : cinquante pour cent de ceux qui en abusent deviennent dépendants. Les opioïdes ont à la fois un effet calmant et euphorique, dont l'intensité diminue au fur et à mesure de la consommation ; la dépendance peut s'installer en moins d'un mois.

Le corps fabrique naturellement ses propres opioïdes : endorphines, enképhalines, dynorphines, dont le rôle est, entre autres, de réguler la perception de la douleur. Les opioïdes consommés par l'organisme se concentrent dans les régions du cerveau où s'exerce l'activité des « opioïdes naturels » et participent ainsi à leur action sédative. Cependant, lorsque les opioïdes sont consommés régulièrement, les cellules nerveuses deviennent de moins en moins sensibles à leur action.

225. Stratégie anti-opioïdes

Les opioïdes affaiblissent le système immunitaire. Si vous consommez de l'héroïne, vous avez une résistance moindre aux infections. Des suppléments de vitamines et de minéraux sont conseillés ; ils vous permettront de mieux résister aux maladies :

- **Multivitamines/multiminéraux : 1 comprimé matin et soir ;**
- **Vitamine A : 10 000 UI, cinq jours par semaine, puis pause de deux jours ;**
- **Complexe vitaminique B (avec biotine) : 50 mg, 1 à 3 fois par jour ;**
- **Vitamine C : 1 000 mg, 1 à 3 fois par jour ;**
- **Calcium : 250 à 1 500 mg par jour ;**
- **Magnésium : 2 fois moins que de calcium ;**
- **Sélénium : 200 µg par jour ;**
- **Zinc :15 à 30 mg, 1 à 3 fois par jour.**

Si vous souhaitez en finir avec la dépendance vis-à-vis de ces drogues, commencez par consulter votre médecin. Sachez que certains acides aminés permettent de rétablir la production de neuromédiateurs et de neuropeptides (les opioïdes naturels du cerveau) et donc de diminuer la dépendance :

- **L-tyrosine* : 1 000 à 2 000 mg, 3 fois par jour (sur un estomac vide) ;**
- **DL-phénylalanine* : 1 000 mg, 3 fois par jour (sur un estomac vide) ;**

- **Acide L-aspartique : 1 000 à 2 000 mg, 3 fois par jour.**

* **PRÉCAUTIONS :** *L-tyrosine et DL-phénylalanine peuvent provoquer de l'hypertension et ne doivent pas être prises si vous suivez un traitement aux IMAO.*

IX

La vie plus longue avec des suppléments

Pendant des siècles, les hommes ont accepté de voir leur corps vieillir et les maladies se multiplier ou s'aggraver avec l'âge, parce que ce processus de dégénération semblait normal et naturel. On sait aujourd'hui qu'il n'en est rien. En réalité, **vous pouvez ajouter de nombreuses années à votre vie et réduire de manière considérable le risque de voir se développer des cancers, arthrites, maladies cardio-vasculaires.** Ces maladies ne sont pas systématiquement causées par le vieillissement ; elles sont très souvent le résultat d'une hygiène de vie médiocre, de carences anciennes, d'un abus de tabac, d'alcool, de protéines.

La nutrition n'est bien sûr pas le seul facteur en cause. L'hérédité joue un rôle, tout comme le stress, l'environnement familial (les célibataires ont en moyenne une durée de vie plus courte que ceux qui ont une famille). Cependant, comme vous avez pu le constater tout au long de ce livre, vous avez les moyens d'agir sur la grande majorité des facteurs qui contribuent au vieillissement, tout simplement en modifiant votre alimentation et en prenant des suppléments. Ces derniers peuvent non seulement réduire le risque cardiaque et de cancer, mais aussi diminuer votre attirance pour l'alcool, réparer les dégâts dus au tabac, restaurer une attitude mentale positive, vous aider à perdre des kilogrammes superflus.

Dans ce chapitre, vous allez découvrir comment certains nutriments agissent pour ajouter 2, 5, 10 ans à votre espérance de vie et éloigner le risque d'être atteint par les maladies que l'on associe traditionnellement à la vieillesse.

226. Pourquoi vous vieillissez

Votre corps se régénère sans cesse. Les spécialistes estiment que la personne que vous êtes en ce moment n'a plus, chimiquement parlant, grand-chose à voir avec celle que vous étiez il y a un an. 90 à 95 % des atomes de votre corps sont neufs. À chaque seconde, des cellules meurent et sont remplacées. Avec l'âge, le processus de régénération se ralentit ou est altéré par les effets des radicaux libres : la division cellulaire ne se fait plus ou donne naissance à des cellules mutantes qui sont à l'origine des maladies dégénératives.

En théorie, on pourrait agir sur le vieillissement de plusieurs manières :

– En prolongeant le processus de régénération des cellules : la durée de vie dépend en partie du nombre de fois où une cellule peut se reproduire (par division), il faudrait donc augmenter le potentiel de division cellulaire ;

– En prolongeant la vie des cellules ;

– En préservant l'intégrité de l'ADN dans la cellule, car l'ADN contient notre code génétique et c'est lorsqu'il est endommagé que des maladies dégénératives comme le cancer peuvent se déclencher.

En pratique, on peut agir sur ces trois phénomènes par une nutrition adaptée et des suppléments. En laboratoire, on sait ralentir ou accélérer le vieillissement des animaux en changeant tout simplement leur régime alimentaire. Des expériences faites sur des cultures de cellules humaines ont montré qu'un traitement à la vitamine E doublait le nombre de divisions dont elles étaient capables. Enfin, la théorie des radicaux libres est venue confirmer qu'en protégeant les cellules, certains nutriments ralentissaient réellement le vieillissement du corps.

227. La théorie des radicaux libres

Cette théorie est récente, puisqu'elle date de 1962. On la doit au docteur Harman, un chercheur à la Faculté de Médecine de l'Université du Nebraska. Elle est acceptée aujourd'hui par la plupart des spécialistes.

Les radicaux libres sont des molécules ou des atomes très instables, car ils possèdent un électron de plus ou de moins que les autres atomes. Ils ont donc tendance à rechercher une stabilité en donnant leur électron supplémentaire ou en prenant un électron à d'autres atomes. Cette réaction déclenche à son tour une réaction en chaîne, un peu comme avec des dominos, dans laquelle des centaines de molécules se trouvent oxydées, c'est-à-dire soit détruites par électrocution, soit endommagées.

Les radicaux libres se forment sous l'action de l'oxygène, mais aussi de substances que nous absorbons : **fumée de tabac, alcool, rayons X, poussières toxiques, rayonnement ultraviolet, ozone.** Lorsqu'une molécule de graisse insaturée est oxydée par un radical libre, il se produit une réaction en chaîne, au cours de laquelle chaque nouvelle molécule oxydée donne à son tour naissance à un radical libre.

228. Une entreprise de destruction

Lorsqu'ils sont en trop grand nombre dans le corps, les radicaux libres sont dangereux et leurs effets dévastateurs :

• Ils s'attaquent aux cellules nerveuses du cerveau et provoquent des pertes de mémoire et la **sénilité.**

• Ils endommagent les molécules d'ADN et le code génétique, ce qui entraîne l'apparition de cellules mutantes et **le développement de cancers.**

• Ils attaquent les protéines et provoquent un phénomène appelé cross-linking qui est à l'origine **des rides, de l'arthrose, de la cataracte.**

• Ils attaquent les vaisseaux sanguins et sont à l'origine de **l'athérosclérose et de maladies coronariennes.**

• Ils s'en prennent au système immunitaire et pourraient être responsables de **maladies auto-immunes** comme la sclérose en plaques et l'arthrite rhumatoïde et de nombreuses inflammations.

• Ils attaquent la peau et forment les **taches de vieillesse** par oxydation des lipides.

Les radicaux libres sont donc largement responsables des symptômes liés au vieillissement. Mais les radicaux libres peuvent être contrés par des substances appelées antioxydants dont certaines ne vous sont pas inconnues.

229. Radicaux libres contre antioxydants

Contre les radicaux libres, le corps génère ses propres défenses, essentiellement des enzymes. **La superoxyde dismustase** (SOD) est une enzyme qui neutralise les radicaux libres et protège entre autres les tissus articulaires contre les arthrites. Selon plusieurs biochimistes américains, la SOD pourrait aussi prolonger la vie. Earl Mindell, auteur d'un best-seller sur la nutrition, explique qu'il prend des suppléments de SOD depuis des années et conclut – avec modestie – qu'il fait 5 à 10 ans de moins que son âge.

La glutathion peroxydase est une autre enzyme qui combat les radicaux libres, produite à partir de deux acides aminés, la cystéine et l'acide glutamique. Avec l'âge, malheureusement, l'organisme synthétise moins bien la glutathion peroxydase et la SOD.

De nombreux nutriments participent à la lutte contre les radicaux libres. Ce sont en particulier **le bêta-carotène, les vitamines B1, B2, B5, B6, PP, C, E, le PABA, le zinc, le sélénium et les acides aminés cystéine et acide glutamique** (ou glutamine), mais aussi la **coenzyme Q** (présente dans les cellules du cœur) et **l'extrait de ginkgo** (un arbre d'Asie). Ces nutriments s'opposent à la transformation des radicaux simples en radicaux libres. Grâce à eux, de nombreuses cellules sont épargnées et le vieillissement de l'organisme ralenti. Parce qu'ils neutralisent ou préviennent les mécanismes d'oxydation de la cellule, on les appelle antioxydants.

230. Votre assurance anti-vieillissement

Vous pouvez ralentir votre propre vieillissement et vous protéger contre les maladies déclenchées par les radicaux libres en diminuant les sources de radicaux libres (par exemple en réduisant votre consommation de tabac), en vous assurant que votre régime alimentaire est riche en antioxydants, en prenant des suppléments.

Voici un programme type de suppléments pour ralentir le vieillissement et prévenir l'apparition des maladies et des symptômes liés à la vieillesse :

- **Multivitamines/multiminéraux : 1 comprimé matin et soir.**
- **Vitamine C : 500 à 2 000 mg par jour, en 2 prises.**
- **Complexe vitaminique B : 1 comprimé matin et soir.**
- **Vitamine E (anhydre) : 200 à 400 UI par jour.**
- **SOD : 125 µg, 1 comprimé par jour les deux premiers mois, puis 2 comprimés par jour le mois d'après, puis 3 comprimés par jour par la suite. Prendre ces comprimés 5 jours par semaine.**
- **ADN/ARN (acides nucléiques) : 100 mg, 1 fois par jour les 2 premiers mois, puis 2 fois par jour le mois d'après, puis 3 fois par jour par la suite. Prendre ces suppléments 5 jours par semaine.**
- **L-cystéine : 200 à 1 000 mg par jour (sur un estomac vide).**
- **L-glutamine (ou acide L-glutamique) : 100 à 1 000 mg par jour. Commencez avec des doses de 100 mg puis augmentez progressivement les doses jusqu'à 500 mg (possibles réactions allergiques).**
- **Coenzyme Q : 1 capsule par jour.**
- **Extrait de ginkgo.**

Où trouver vos nutriments?

Le tableau qui suit présente tous les nutriments cités dans le livre, avec pour chacun le nom d'une spécialité pharmaceutique ou les coordonnées d'un laboratoire ou d'un distributeur qui les commercialisent. Cette liste n'est donnée qu'à titre indicatif et n'est donc pas exhaustive. Votre pharmacien ou votre médecin vous indiqueront peut-être d'autres spécialités.

Lorsque le produit est affecté d'un *, il est vendu en pharmacie. Lorsqu'il est affecté de **, il est commercialisé hors pharmacie.

La mention « produit brut disponible en pharmacie » signifie que votre pharmacien peut se procurer cette substance pour préparer des gélules à votre convenance. Nous avons parfois indiqué le nom de la société auprès de laquelle il pouvait s'adresser, lorsque cette information était susceptible de lui manquer. À vous de la lui communiquer le cas échéant. Voici les principaux fournisseurs cités et leurs coordonnées (seuls les pharmaciens peuvent commander) :

– Coopération Pharmaceutique Française (CPF), place Lucien-Auvert, 77020 Melun cedex, tél : (1) 64 87 20 00.

– Laboratoires Lefèvre Albrenor 82 *a*, rue Nationale, BP 939, 57350 Stiring-Wendel, tél : 87 87 47 21/22.

– EPA Groupe, 4, place Edmond-Puyo, BP 129, Saint-Martin-des-Champs, 29203 Morlaix.

Voici d'autre part les adresses des sociétés commercialisant les produits ** et auxquelles vous pouvez vous adresser directement :

- Chromsport, BP 421, 57954 Montigny-lès-Metz cedex ;
- Weider, tél : (1) 43 96 90 63 ; 72, quai des Carrières, 94227 Charenton Cedex
- Body Form, BP 30, 34560 Poussan tél : 67 78 45 41;
- Olymp'Sports, 15, rue Xavier Marmier, 25000 Besançon tél : 81 51 69 69;
- Onaform, BP 71, 74163 Saint-Julien-en-Genevois cedex ;
- T en Forme, Centre de nutrition sportive, 77, rue Sainte-Rose 73000 Chambéry, tél : 79 85 89 27.

Vous pouvez éventuellement vous procurer des vitamines, minéraux, acides aminés par correspondance aux USA. Voici quelques adresses de sociétés américaines :

- Iron Works, Inc., PO Box 436, Northport, AL 35476 (en France, tél : 93 07 43 02) ;
- Lee Nutrition, 290 Main Street, Cambridge, MASS 02142 ;
- Mega-Pro International, 1904 Tustin Avenue, Orange, CA 92665 ;
- Turbo-Nutrition, Inc. 780 N. Euclid, Suite 204 I, Anaheim, CA 92801.

NUTRIMENTS	NOM DES SPÉCIALITÉS
Acides aminés essentiels	Amino Balance 10/43 Weider**
	Amino Acid BCAA Vitalife**
	Anabolic Growth Complex Proforme**
Acides aminés branchés	Olymp'Sports**
(leucine, isoleucine, valine)	Vitalife**
Acide L-aspartique	Sargenor*
ADN	ADN HP Biostabilex (150 mg)*
ADN (avec vitamine C)	Adena C 500 (200 mg)*
ARN	Non disponible en France
Acide glutamique (avec vitamine B6)	Glutaminol B6 (400 mg)*
Acide para-aminobenzoïque (PABA)	Paraminan (500 mg)*
Acide para-aminobenzoïque (crème)	Pabacrème *
	P 20*
Acidophilus	Antibiophilus*
Ail	Ex'ail*
	Kwaï*
Aloe vera	Arkogélules (240 mg)*
L-Arginine	Arginine Veyron (1 g)*
Bêta-carotène seul (provitamine A)	Produit brut en pharmacie
	(CPF, 2 F le g environ)
Bêta-carotène (avec vitamine E)	Phytobronze (15 mg)*
Bioflavonoïdes (seuls)	Daflon*
	Diosmil*
	Diovénor*
Bioflavonoïdes (avec vitamine C)	Ercévit Fort*
Bioflavonoïdes (avec vit. C et B6)	Fragiprel*
Calcium	Calcium Sandoz (500 mg)*
Calcium (avec vitamine B13)	Calcium Plus*
Calcium (avec vitamine C)	Ca C 1000 Sandoz*
Calcium (avec magnésium)	Arkovital Dolomite*
L-Carnitine	Turbodiet (300 mg)*
	Carnithin' Form Onaform (350 mg
	et 1 000 mg)**
	L-carnitine Chromsport (250 mg)**
	L-carnitine Vitalife (500 mg)**
L-Carnitine (avec vitamine B5)	L-carnitine Proforme (250 mg)**
Choline	Hépa B5* (voir aussi Lécithine)

Choline (avec magnésium et sodium)	Désintex Choline* Produit brut en pharmacie (CPP, réf 1 158 105)*
Chrome	Microsol Chrome (40 µg)* Arkovital Gluco Transfer* Epachrome GTP (5 µg)*
Coenzyme Q	Non disponible en France, disponible aux USA et en Italie
Cortico-surrénal (extrait)	Cortine Naturelle Laroche Navarron*
Cuivre	Microsol cuivre 400 µg* Epacuivre 500 µg*
L-Cystéine	Produit brut en pharmacie (Albrenor Pharma, 1,50 F le g environ)*
L-Cystéine (avec méthionine)	Lobamine-Cystéine (150 mg)*
L-Cystine (avec vitamine B6)	Cystine B6* Produit brut en pharmacie (CPF)*
Fer	Ascofer* Fumafer*
Ginkgo (extraits)	Arkogélules (180 mg)* Ginkogink (gouttes)* Tanakan (gouttes)*
Glutathion	Non disponible en France, disponible aux USA
L-Glycine	Produit brut en pharmacie (Albrenor Pharma, 2,50 F le g environ)*
Huile d'onagre	Prim'Onagre (capsules à 500 mg)* Bionagrol 500* Effionagre 600* Efamol Midy (500 mg)*
L-Histidine	Produit brut en pharmacie (Albrenor Pharma, 2 F le g environ)*
Inosine	Inosine Vitalife**
Inositol	Produit brut en pharmacie (1F le g environ, CPF réf. 1 458 300)*
Iode	Iode Oligosol (24 µg)*
L-Isoleucine	Produit brut en pharmacie (Albrenor Pharma, 3 F le g environ)*
Lécithine	Lécithine 100 (granulés)* Florina (gélules)* Lécivital* Lévita* Arkogélules (420 mg)*

L-Leucine	Produit brut en pharmacie (Albrenor Pharma, 1 F le g environ)*
L-Lysine	Produit brut en pharmacie (0,80 F le g environ)*
Magnésium	Mag 2 (81 mg)*
Magnésium (avec vitamine B6)	Magné B6 (100 mg/ampoule ou 48 mg/comprimé)*
Magnésium (avec vitamine B13)	Oromag*
Manganèse	Manganèse Oligosol (72 µg)*
Manganèse (avec cuivre)	Manganèse Cuivre Microsol (300 µg)*
L-Méthionine	Produit brut en pharmacie (Albrenor Pharma, 1,20 F le g environ)*
L-Méthionine (avec cystéine)	Lobamine-Cystéine (350 mg)*
Multivitamines/multiminéraux	Azédavit,Vivamyne, Alvityl, Supradyne, etc.
Octacosanol	Endurol*
L-Ornithine	Produit brut en pharmacie (1,50 F le g environ)*
L-Phénylalanine	Phényldiet (250 mg)* Produit brut en pharmacie (0,80 F le g environ, CPF, réf. 1 569 995 ou 1 569 998)*
Potassium	Kaleorid Leo* Gluconate de Potassium EGIC*
Protéines	Protactif* Alburone* Protil-1* Lacto Plus, Egg Protein, Mass Plus Proforme** Super Protein, High Protein Weider**
Salsepareille (extraits)	Arkogélules (270 mg)*
Sélénium	Celnium (50 µg)* Sélénium Microsol (40 µg)*
Super Oxyde Dismutase (SOD)	Produit brut en pharmacie (EPA, réf. 6 562 029)*
L-Taurine	Tonitaurine*
L-Tryptophane	Non disponible
L-Tyrosine	Produit brut en pharmacie (1 F le g environ, CPF, réf 1 840 580)*
L-Valine	Produit brut en pharmacie (Albrenor Pharma, 1 F le g environ)*
Vitamine A (rétinol)	Arovit Roche*

Vitamine A (crème)	Avibon*
Vitamine B1 (thiamine)	Bévitine (250 mg)* Bénerva (250 mg)*
Vitamine B1 (avec vitamine C)	Thiamine-Ascorbique Dedieu (50 mg)*
Vitamine B2 (riboflavine)	Béflavine (10 mg)*
Vitamine B3 ou PP (nicotinamide)	Nicobion (500 mg)*
Vitamine B5 (acide pantothénique)	Bépanthène (dexpanthénol, 100 mg)*
Vitamine B6 (pyridoxine)	Bécilan (250 mg)* Vitamine B6 Richard (250 mg)*
Vitamine B8 ou H (biotine)	Biotine Roche (5 mg)*
Vitamine B9 (acide folique)	Speciafoldine (5 mg)*
Vitamine B12 (cyanocobalamine)	B12 Mille Delagrange (1 mg)* B12 Gerda (250 µg)*
Vitamine B12 (avec vitamines B1 et B6)	B1 B6 B12 Roche (1 mg)*
Vitamine B13 (acide orotique)	Produit brut en pharmacie (CPF)*
Vitamine B13 (avec magnésium)	Oromag*
Vitamine B13 (avec calcium)	Calcium Plus*
Vitamine B15 (acide pangamique)	Agevit-Tonic (7 mg)* Produit brut en pharmacie (EPA, réf. 6 571 844)*
Vitamines B complexe (B1, B2, B3, B4, B5, B6, B12)	B Chabre*
Vitamine C (acide ascorbique)	Vitamine C 1000 Midy* Vitamine C 500 Midy* Inava* Laroscorbine*
Vitamine C (avec bioflavonoïdes)	Ercévit (250 mg)*
Vitamine D (calciférol)	Stérogyl gouttes* Uvestérol D*
Vitamine E (tocophérol)	Ephynal (100 mg)* Tocomine (100 mg)* Toco 500 (500 mg)*
Vitamine E pure huileuse	Produit brut en pharmacie (CPF, 15 ml, code 1 864 730)*
Vitamine F	Arkofluide Huile de Bourrache* Bioléine*
Zinc	Rubozinc (15 mg)* Zinc 10 Aguettant Buvable* Produit brut en pharmacie (0,50 F le g environ)*

Index

B

C

D

O

P

T

U

V

W

Y

Z

COLETTE LEFORT
Maigrir à volonté ...ou sans volonté ! (7003/4)

Dr GÉRARD LELEU
Le traité des caresses (7004/5)
La Mâle Peur (7026/6)

Pr HENRI LÔO et Dr HENRY CUCHE
Je suis déprimé mais je me soigne (7009/4)

ALAN LOY McGINNIS
Le pouvoir de l'optimisme (7022/3)

Dr E. MAURY
La médecine par le vin (7016/3)

PIA MELLODY
Vaincre la dépendance (7013/4, inédit)

MAURICE MESSÉGUÉ
C'est la nature qui a raison (7028/7)

Dr VLADIMIR MITZ
Le choix d'être belle (7019/6)

MICHEL MONTIGNAC
Je mange donc je maigris ! (7030/5)
Recettes et menus Montignac (7079/5, janvier 95)

ANNE-MARIE MOUTON
500 conseils pour réussir votre grossesse (7023/4)

ROBIN NORWOOD
Ces femmes qui aiment trop (7020/6)

PIERRE PALLARDY
Les chemins du bien-être (7001/3)
Le droit au plaisir (7063/4)

PIERRE et FLORENCE PALLARDY
La forme naturelle (7007/6)

CAROLYN PAPE COWAN et PHILIP A. COWAN
1 + 1 = 3 (7065/6)

JEAN-LOUIS PASTEUR
Toutes les vitamines pour vivre sans médicaments (7081/6)

NANCY SAMALIN
Savoir l'entendre, savoir l'aimer (7062/5, inédit)

DEBORAH TANNEN
Décidément, tu ne me comprends pas ! (7062/5, inédit)

MARIE-FRANCE VIGOR
Enfants : comment répondre à leurs questions ! (7011/6)

Dans la collection J'ai lu Bien-être

AGNÈS BEAUDEMONT-DUBUS
La cuisine de la femme pressée (7017/3)

Dr ARON-BRUNETIÈRE
La beauté et les progrès de la médecine (7006/4)

MARTINE BOËDEC
L'homéopathie au quotidien (7021/3)

Dr ALAIN BONDIL et MARION KAPLAN
Votre alimentation selon le Dr Kousmine (7010/5)

BÉATRICE ÇAKIROGLU
Les droits du couple (7018/6)

ROBERTA CAVA
Réussir et être heureuse au travail (7082/5, inédit, octobre 94)

STEVEN CARTER et JULIA SOKOL
Ces hommes qui ont peur d'aimer (7064/5)

BRUNO COMBY
Tabac : libérez-vous ! (7012/4)

Dr LIONEL COUDRON
Stress, comment l'apprivoiser (7027/5)

Dr ERICH DIETRICH et Dr PATRICE CUDICIO
Harmonie et sexualité du couple (7061/5)

Dr DREVET et Dr GALLIN-MARTEL
Bien vivre avec son dos (7002/4)

Dr DAVID ELIA
Comment rester jeune après 40 ans (7008/4)

PIERRE FLUCHAIRE
Bien dormir pour mieux vivre (7005/4)

PIERRE FLUCHAIRE, MICHEL MONTIGNAC...
Plus jamais fatigué ! (7015/5)

CÉLINE GÉRENT
Savoir vivre sa sexualité (7014/5)

Dr FRANÇOISE GOUPIL-ROUSSEAU
Sexualité :
réponses aux vraies questions des femmes (7025/3)

BRIAN A. GROSMAN AVEC ALLAN REZNICK
Protégez votre emploi (7085/3, février 95)

PHILIPPE JOST et FRANÇOISE PERRIOT
Guide des actions humanitaires (7086/6, février 95)

Dr CATHERINE KOUSMINE
Sauvez votre corps (7029/8)

CAROLYN PAPE COWAN et PHILIP A. COWAN

1 + 1 = 3

Quand le couple devient famille

Faire un enfant, n'est-ce pas la plus belle aventure qui puisse se rêver à deux ! **Pourtant, même désirée, la venue d'un bébé s'accompagne de profonds bouleversements.**

Comment, aujourd'hui, concilier le travail des conjoints, les rythmes nouveaux imposés par l'enfant et une vie de couple harmonieuse ? Comment éviter que l'enfant ne devienne le territoire des conflits parentaux ? Comment préserver un espace privé pour le couple et trouver le nouvel équilibre amoureux indispensable à l'épanouissement des parents ?

A partir de leur propre expérience et de dix ans d'enquêtes, les auteurs apportent enfin des réponses précieuses à ce grand défi : **apprendre à être à la fois un couple et des parents heureux**.

Carolyn Pape Cowan et Philip A. Cowan

Psychologues, enseignants à l'université de Californie, ils ont écrit de nombreux ouvrages consacrés à la psychologie de l'enfant. Ils ont eu deux garçons et une fille.

Collection J'ai lu Bien-être, 7065/6

STEVEN CARTER et JULIA SOKOL

Ces hommes qui ont peur d'aimer

Les femmes connaissent bien ces hommes qui séduisent, déclarent leur amour, puis fuient pour ne pas s'engager... Plutôt que de s'en sentir coupable, mieux vaut comprendre.
Que craignent-ils, ces hommes des amours impossibles ?

L'homme qui a peur d'aimer est le partenaire idéal de la femme qui aime aveuglément. Chacun souffre dans son rôle. **D'où viennent ces peurs ? Peut-on les soulager ? Les résoudre ? Peut-on retrouver la confiance en soi perdue ?**

Après *Ces femmes qui aiment trop*, ce livre prolonge l'exploration des amours difficiles ou déçues. Nourri d'exemples où chacun, chacune reconnaîtra une part de soi-même, il aide ceux ou celles qui veulent enfin choisir **l'amour vrai où l'un comme l'autre saura s'épanouir**.

Steven Carter et Julia Sokol
D'origine américaine, spécialistes de la communication, ils sont les co-auteurs de nombreux livres à succès.

Collection J'ai lu Bien-être, 7064/5

MICHEL MONTIGNAC

Je mange donc je maigris !

Après plusieurs décennies de discours contradictoires, la diététique connaît une véritable mutation.
Avec ce livre, déjà vendu à plus d'un million d'exemplaires, Michel Montignac s'est imposé comme l'un des grands artisans de cette révolution.

Comment perdre du poids sans renoncer aux plaisirs de la gastronomie ?
Pour **Michel Montignac**, l'embonpoint est avant tout provoqué par nos mauvaises habitudes alimentaires :
il suffit d'en changer pour maigrir et augmenter nos performances physiques et intellectuelles.

Fini les régimes contraignants aux lendemains qui déchantent ! Sans privation, sans restriction et d'une efficacité durable, la méthode Montignac est la seule approche nutritionnelle à visage humain. **La seule méthode qui nous réconcilie avec le plaisir de manger.**

Michel Montignac

Affligé pendant son enfance d'une surcharge pondérale, il s'intéresse très tôt à la diététique. Homme d'écriture et de communication, il décide de publier le résultat de ses recherches dans des livres qui sont tous des best-sellers. Soutenu par le monde médical, Michel Montignac s'est imposé comme l'un des spécialistes de la nutrition en France et à l'étranger.

Collection J'ai lu Bien-être, 7030/5

PIERRE PALLARDY

Le droit au plaisir

Gym obligatoire, sexualité refoulée, régime à tous les repas : contraintes et culpabilités nous gâchent la vie. Nous ne savons plus manger, bouger, aimer pour le plaisir.

Et pourtant, le plaisir nous donne, chaque jour, le bonheur d'exister : plaisir du corps retrouvé, de la santé reconquise, de la nourriture, plaisir des sens...

Ses années d'expérience de thérapeute ont appris à Pierre Pallardy à être à l'écoute de ses patients. Au-delà de leurs souffrances physiques, il a découvert leur difficulté à vivre.

Il nous enseigne à combattre les stress de la vie. A manger ce que l'on aime pour être en forme, à réveiller ses sens... pour vivre en harmonie avec soi-même, avec les autres et avec la nature.

Pierre Pallardy

Ostéopathe et diététicien, spécialiste des troubles fonctionnels, il est l'auteur de plusieurs best-sellers, dont Les chemins du bien-être, La forme naturelle *écrit en collaboration avec sa femme, publiés aux Éditions J'ai lu.*

Collection J'ai lu Bien-être, 7063/4

Ce livre de la collection J'ai lu Bien-être a été imprimé sur papier blanchi sans chlore et sans acide.

R.I.D. Composition 91400 Gometz-la-Ville
Achevé d'imprimer en Europe par Elsner à Berlin
le 23 août 1994.
Dépôt légal août 1994. ISBN 2-277-07081-5

Bien-être
7081

Editions J'ai lu
27, rue Cassette, 75006 Paris
Diffusion Flammarion (France et étranger)